荣 获

◎ 第七届统战系统出版社优秀图书奖

◎ 入选原国家新闻出版广电总局、全国老龄工作委员会
办公室首届向全国老年人推荐优秀出版物名单

◎ 入选全国图书馆 2013 年度好书推选名单

◎ 入选农家书屋重点出版物推荐目录（2015年、2016年）

名医与您谈疾病丛书

焦虑障碍

（第三版）

学术顾问◎钟南山 陈灏珠 郭应禄 王陇德
葛均波 张雁灵 陆林

总 主 编◎吴少祯

执行总主编◎夏术阶 李广智

顾 问◎陆 林 张明园 徐声汉 江开达

名誉主编◎王祖承 徐一峰 谢 斌 陈圣祺

主 编◎李广智

中国健康传媒集团
中国医药科技出版社

内 容 提 要

本书用问答的形式系统介绍了焦虑障碍的防治知识，包括病因、症状、诊断与鉴别诊断、治疗和预防保健等。全书内容丰富，通俗易懂，可供患者及家属、基层临床医生阅读参考。

图书在版编目（CIP）数据

焦虑障碍 / 李广智主编 .—3 版 .—北京：中国医药科技出版社，2021.1
（名医与您谈疾病丛书）
ISBN 978-7-5214-2104-0

Ⅰ . ①焦… Ⅱ . ①李… Ⅲ . ①焦虑—防治—问题解答 Ⅳ . ① R749.7-44

中国版本图书馆 CIP 数据核字（2020）第 208811 号

美术编辑 陈君杞
版式设计 南博文化

出版 **中国健康传媒集团** | **中国医药科技出版社**
地址 北京市海淀区文慧园北路甲 22 号
邮编 100082
电话 发行：010-62227427 邮购：010-62236938
网址 www.cmstp.com
规格 710×1000mm $^1/_{16}$
印张 14 $^1/_4$
字数 229 千字
初版 2009 年 4 月第 1 版
版次 2021 年 1 月第 3 版
印次 2022 年 7 月第 2 次印刷
印刷 三河市万龙印装有限公司
经销 全国各地新华书店
书号 ISBN 978-7-5214-2104-0
定价 **39.00 元**

获取新书信息、投稿、为图书纠错，请扫码联系我们。

出版者的话

党的十八大以来，以习近平同志为核心的党中央把"健康中国"上升为国家战略。十九大报告明确提出"实施健康中国战略"，把人民健康放在优先发展的战略地位，并连续出台了多个文件和方案，《"健康中国2030"规划纲要》中就明确提出，要加大健康教育力度，普及健康科学知识，提高全民健康素养。而提高全民健康素养，有效防治疾病，有赖于知识先导策略，《名医与您谈疾病丛书》的再版，顺应时代潮流，切合民众需求，是响应和践行国家健康发展战略——普及健康科普知识的一次有益尝试，也是健康事业发展中社会治理"大处方"中的一张有效"小处方"。

本次出版是丛书的第三版，丛书前两版出版后，受到广大读者的热烈欢迎，并获得多项省部级奖项。随着新技术的不断发展，许多观念也在不断更新，丛书有必要与时俱进地更新完善。本次修订，精选了44种常见慢性病（有些属于新增病种），病种涉及神经系统疾病、呼吸系统疾病、消化系统疾病、心血管系统疾病、内分泌系统疾病、泌尿系统疾病、皮肤病、风湿类疾病、口腔疾病、精神心理疾病、妇科疾病和男科疾病等，分别从疾病常识、病因、症状表现、诊断与鉴别诊断、治疗和预防保健等方面，进行全方位的解读；写作形式上采用老百姓最喜欢的问答形式，活泼轻松，直击老百姓最关心的健康问题，全面关注患者的需求和疑问；既适用于患者及其家属全面了解疾病，也可供医务工作者向患者介绍病情和相关防治措施。

本丛书的编者队伍专业权威，主编都长期活跃在临床一线，其中不乏学科带头人等重量级名家担任主编，七位医学院士及专家（钟南山、陈灏珠、郭应禄、王陇德、葛均波、陆林、张雁灵）担任丛书的学术顾问，确保丛书内容的权威性、专业性和前沿性。本丛书的出版不仅是全体患者的福音，更是推动健康教育事业的有力举措。

本丛书立足于对疾病和健康知识的宣传、普及和推广工作，目的是使老百姓全面了解和掌握预防疾病、科学生活的相关知识和技能，希望丛书的出版对于提升全民健康素养，有效防治疾病，起到积极的推动作用。

中国医药科技出版社

2020年6月

序

　　2020年初的新冠肺炎疫情的大流行对人们的身体健康造成了巨大影响。但相比病毒引发的疫情，这场危机给人们带来的焦虑和不安同样值得大家关注和重视。

　　《健康中国行动（2019–2030年）》指出：我国焦虑障碍患病率将呈上升趋势。鼓励个人正确认识抑郁和焦虑症状，掌握基本的情绪管理、压力管理等自我心理调适方法……

　　中国心理卫生协会自2009年起就非常注重开展心理卫生的宣教工作。在中国心理卫生协会和上海市心理卫生学会的支持下，由上海市精神卫生中心组织上海交通大学、复旦大学和同济大学有关心理卫生及精神医学的专业人员，编写了《焦虑障碍》这本科普读物。该书一出版，就受到社会各界及广大读者的欢迎。

　　在2009年上海国际健康生活博览会上举办的该书新书发布会和专家讲座，反响强烈，听众如云。近年上海市心理卫生学会、上海市精神卫生临床质量控制中心等机构举办了许多学术和科普报告会，举办方都对该书极力推荐并常常将该书作为馈赠佳品。同年，该书还入选了原国家新闻出版总署《农家书屋重点出版物推荐目录》。

　　2013年，第二版《焦虑障碍》又入选"全国图书馆2013年度好书推选"名单，及原国家新闻出版广电总局、全国老龄工作委员会办公室联合评选的"首届向全国老年人推荐优秀出版物"名单。

2020年，焦虑障碍的防治理论得到了长足的发展。为了与时俱进，本书编委会的专家根据最新理念更新了内容。本书囊括了从基础到临床、从症状到治疗的防治知识。撰写本书的作者，均为在临床上有丰富经验、在理论上有很深造诣的医师，他们已成为上海乃至全国新一代有名望的专家。本书主编李广智是上海市优秀科普作家、上海市大众科普奖提名奖获得者，从事着精神卫生、心理咨询和心理治疗、法医精神病司法鉴定等工作。他既有丰富的理论和临床知识，也有丰富的著书和编写经验。因此组织编写并及时出版这本科普读本，我们认为是合适的。如果读者在阅读这本书以后有所收获的话，那就是对我们所做努力的最大安慰。

中国心理卫生协会名誉理事长、主任医师、教授　王祖承

上海市精神卫生中心院长、主任医师、教授　徐一峰

上海市疾病预防控制精神卫生分中心主任、主任医师、教授　谢　斌

上海市杨浦区精神卫生中心院长（前）、主任医师　陈圣祺

2020年10月10日世界精神卫生日

再版前言

2020年初，新冠肺炎疫情，给人们的身体和心理健康都带来了极大冲击。全国首次精神障碍流行病学数据显示，焦虑障碍患病率最高。

值得欣慰的是，焦虑障碍等精神疾病是可防可治的。在2020年8月8日第五届东方心身医学论坛暨第七届国际心身医学前沿论坛上，专家指出：后疫情时期，不要对疫情过分关注和解读，学会接纳是远离应激性心理情绪的"小妙招"。做一些和当前情绪相反的事情如：运动、听音乐、游戏等；学会将不好的想法放一边；善于控制和调节情绪，及时消解、克服它，从而最大限度地减轻不良情绪的刺激和伤害。

2020年6月1日起施行的《中华人民共和国基本医疗卫生与健康促进法》明确规定："公民是自己健康的第一责任人"，应当"树立和践行对自己健康负责的健康管理理念，主动学习健康知识，提高健康素养，加强健康管理"，同时，"尊重他人的健康权利和利益，不得损害他人健康和社会公共利益"。疫情当前，能否做一个合格的责任人，对每个人来说无疑是一次大考，也是一次成长。面对疫情，"每个人都是一道防线"！

2019年7月9日，健康中国行动推进委员会印发《健康中国行动（2019-2030年）》指出：心理健康是人在成长和发展过程中，认知合理、情绪稳定、行为适当、人际和谐、适应变化的一种完好状态，是健康的重要组成部分。当前，我国常见精神障碍和心理行为问题人数逐年增多，个人极端情绪引发的恶性案（事）件时有发生。我国抑郁症患病率达到2.1%，焦虑障碍患病率达4.98%。截至2017年底，全国已登记在册的严重精神障碍患者581万人。同时，公众对常见精神障碍和心理行为问题的认知率仍比较低，更缺乏防治知识和主动就医意识，部分患者及家属仍然有病耻感。加强心理健康建设，有助于促进社会稳定和人际关系和谐、提升公众幸福感。到2022年和2030年，居民心理健康素养水平提升到20%和30%。

为了普及焦虑障碍的防治知识，响应《健康中国行动（2019-2030）》，我们及时更新了2013年版《焦虑障碍》。书中针对患者提得最多的问题，采用问答形式，尽可能深入浅出地解答。本书不仅有助于患者和家属了解焦虑障碍的最常见的症状、发病原因、诊断和鉴别诊断、治疗、康复以及自我保健等方面的知识，也适用于广大精神科医师、全科医生、护理人员、心理咨询人员、心理治疗师等查阅和参考。本书中涉及的药物，多为精神类药物，读者切勿自行用药，必须在专科医生的指导帮助下用药。

感谢中国心理卫生协会专家对本书的指导、审阅，并将本书列为全国科普宣传推荐读本。感谢著名精神医学专家王祖承、徐一峰、谢斌、陈圣祺、季建林、陆峥等教授指导并撰写了部分章节。感谢每一位参加编写者。

本书的出版，得到中国医药科技出版社的大力支持，特表衷心感谢。

主编　李广智

2020年10月10日

"世界精神卫生日"

目录

常 识 篇

病 因 篇

症 状 篇

诊断与鉴别诊断篇

治疗篇

预防保健篇

常 识 篇

◆ 什么是焦虑症?

◆ 国内外焦虑症的发病情况如何?

◆ 哪些人易患焦虑症?

◆ 什么是焦虑障碍?

◆ 什么是焦虑谱系障碍?

◆ ……

什么是焦虑症？

焦虑（anxiety）是一种源于内心的紧张、压力感，常表现为内心不安、心烦意乱，有莫名其妙的恐惧感和对未来的不良预期感，常常伴有憋气、心悸、出汗、手抖、尿频等自主神经功能紊乱症状。当人们面对潜在或真实的危险或威胁时，都会产生焦虑，那些因一定原因引起、可以理解、适度的焦虑，属于正常焦虑反应。

病理性焦虑（pathological anxiety），是指持续地无具体原因地感到紧张不安，或无现实依据地预感到灾难、威胁或大祸临头，伴有明显的自主神经功能紊乱及运动性不安，常常伴随主观痛苦感或社会功能受损。其特点包括：①焦虑情绪的强度并无现实的基础或与现实的威胁明显不相称。②焦虑导致精神痛苦和自我效能的下降，因此是一种非适应性的。③焦虑是相对持久的，并不随客观问题的解决而消失，常常与人格特征有关。④表现为以自主神经系统症状为特征的紧张的情绪状态，包括胸部不适、心悸、气短等。⑤预感到灾难或不幸的痛苦体验。⑥对预感到的威胁异常地痛苦和害怕，并感到缺乏应对的能力。

根据《中国精神障碍分类与诊断标准（第三版）》（CCMD－3）分类：焦虑症包括广泛性焦虑及发作性惊恐状态两种临床相，常伴有头晕、胸闷、心悸、呼吸困难、口干、尿频、尿急、出汗、震颤和运动性不安等。焦虑并非实际威胁所引起，其紧张程度与现实情况很不相称。

国内外焦虑症的发病情况如何？

随着社会发展和竞争的日益激烈，患焦虑症的人数不断上升。国际性的流行病学研究表明大约4.1%~6.6%的人在他们的一生中会得焦虑症。尤其是在以脑力劳动为主的群体里，如科研、教学、机关、管理等职业中的患者人数要高于体力劳动者。焦虑症在女性中的发病率比男性要高。中国国内的调查显示，4.1%的人在一生中曾患焦虑症，焦虑症状若长期得不到治疗，40%~50%的患者会出现抑郁症状，甚至会自杀。

据WHO统计，目前全球心理疾病患者总数超过15亿，焦虑症患者4

亿、抑郁症患者3.4亿，而得到治疗和控制的患者仅占1%。

《中国精神卫生工作规划（2015~2020）》指出，神经精神疾病在我国疾病总负担中排名首位，其中焦虑症占了较大份额，几乎近半数。专家预测在未来的25年内仍有增长趋势。

《中国精神卫生工作规划（2015~2020年）》强调：当前，精神卫生问题仍是我国重要的公共卫生问题和突出的社会问题。我国经济社会快速发展，各种矛盾冲突纷呈，影响人们身心健康的多种因素持续存在，不同人群受心理行为问题困扰较为普遍，抑郁症、焦虑障碍等常见精神障碍患病率逐渐增加，1600万罹患精神分裂症等重性精神疾病的患者救治救助、服务管理问题尚未得到有效解决，精神障碍负担依然严重。

哪些人易患焦虑症？

随着社会的发展和竞争的日益激烈，患焦虑症的人数不断上升。我国一项调查显示，4.1%的人在一生中曾患有焦虑症。其中，脑力劳动者患焦虑症的人数多于体力劳动者，女性发病率高于男性。研究显示，最近遭遇配偶及亲人死亡、离婚、婚姻不美满、生病、具有阳性家族史等是焦虑症的易患因素。

另外，一些特殊的性格倾向会使人在面临特殊的心理社会压力后引发内在的心理冲突从而导致焦虑症。

追求十全十美的人因为要求自己所做的每一件事都完美无缺，所以把全部精力都放在事物上，从另一个角度而言，即有很强的占有欲、控制欲，在临床上常称这些人具有强迫倾向。过分追求完美的人在某些事情未完成时，就会产生相当强烈的焦虑感，觉得浑身不对劲，所以，不论在任何情况下，他都必须今日事今日毕，一旦碰到什么事没法马上做完时就会紧张万分。倘若跟别人一起做事时，别人不根据他的标准来做的话，他也会觉得如坐针毡，这类人往往更易患焦虑障碍。

具有自卑倾向的人常常会有强烈的不安全感，有些人深信自己的容貌、身体特征、口才、表情、学业成绩、体能状况处处不如人，由于坚信不疑以致这种观念根深蒂固，每当与别人在一起时，这种想法就蜂拥而至，使其无法放松来与别人交谈和交往，总觉得自己处处不如人。有些人在感觉到别人投过来的视线时，脸上的肌肉就会马上僵硬起来，嘴巴张不开，甚至连喉咙也会发生阻塞感，过分自卑往往易发展为社交焦虑障碍。

过度关心自己的人会有焦虑倾向。这些人通常以自我为中心，非常关注自己健康的状况。当他发现自己有任何的身体症状时，他会非常紧张而马上采取各种医疗行为。一些轻微的不适，如头痛、颈酸、腹痛等也会引起他们对严重疾病的强烈恐惧，并有可能发展成为严重的焦虑障碍。

什么是焦虑障碍？

焦虑障碍（anxiety disorder），是以焦虑综合征为主要临床表现的一组精神障碍。焦虑综合征表现为精神症状和躯体症状。精神症状是指一种提心吊胆、恐惧和忧虑的内心体验伴有紧张不安；躯体症状是在精神症状基础上伴发自主神经系统功能亢进症状，如心慌、胸闷、气短、口干、出汗、肌紧张性震颤、颤抖、颜面潮红或苍白等。遗传因素、个性特征及心理社会因素在焦虑障碍的发病中有重要作用。

什么是焦虑谱系障碍？

焦虑谱系障碍是指一大组有突出焦虑症状或焦虑综合征的疾病，每一种疾病都有它固有的临床表现、病程、转归等特点。

焦虑障碍概念的分类在各分类系统不尽相同。依据《中国精神障碍分类与诊断标准》第三版（CCMD-3），焦虑障碍包括惊恐障碍和广泛性焦虑。《国际疾病与相关健康问题统计分类》第10版（ICD-10）将焦虑障碍分为两大类：一类是恐惧性焦虑障碍，包括场所恐惧、社交恐惧、特定的（孤立的）恐惧；另一类是其他焦虑障碍，包括惊恐障碍、广泛性焦虑障碍、混合性焦虑和抑郁障碍等。

美国《精神障碍诊断与统计手册》第4版（DSM-Ⅳ）中的焦虑障碍涵盖的种类最多，既包括ICD-10中除焦虑抑郁混合状态外的全部病种，还包括强迫障碍、急性应激障碍、创伤后应激障碍、躯体疾病或物质应用所致的焦虑障碍。

ICD-11的焦虑与恐惧相关障碍是从ICD-10中神经症、应激相关及躯体形式障碍中独立出来，成为新的单独疾病类型，包括广泛性焦虑障碍、惊恐障碍、场所恐惧障碍、特定恐惧障碍、社交焦虑障碍、分离性焦虑障碍和其他特定或未特定的焦虑与恐惧相关障碍。

而最新的美国《精神障碍诊断与统计手册》第5版（DSM-Ⅴ）中将焦虑障碍、强迫障碍、应激障碍划分为三大类，增强了临床诊断效度及实用性，其中焦虑障碍包括分离焦虑障碍、选择性缄默症、特定恐惧症、社交焦虑障碍（社交恐惧症）、惊恐障碍、场所恐惧症、广泛性焦虑障碍、物质/药物所致的焦虑障碍、由于其他躯体疾病所致的焦虑障碍、其他特定的焦虑障碍、未特定的焦虑障碍等类型。

由于ICD-11要在2022年1月1日开始实施，目前临床上主要以ICD-10为诊断标准，所以本书增加了ICD-10方面的内容。CCMD-3标准虽然逐渐淡出，但是目前在咨询心理学、法医精神病司法鉴定等领域，还在被广泛应用，所以本书仍然保留这方面的内容

在我国首次精神障碍流行病调查中哪种病患病率最高？

2019年2月27日健康报网报道：近日，《柳叶刀·精神病学》在线发表了北京大学第六医院社会精神病学与行为医学研究室主任黄悦勤教授团队的一项研究成果。该研究是中国首次全国性精神障碍流行病学调查，涉及全国31个省（区、市）的157个县（区）的32552人，应答率为84.3%。调查显示，任何一种精神障碍（不含老年期痴呆）患病率为9.32%；焦虑障碍患病率最高，患病率为4.98%。

该研究是中国精神障碍疾病负担及卫生服务利用研究的首批主要成果，由北京大学第六医院作为项目承担单位，联合全国43家精神专科医院及高等院校共同完成。研究主要描述了我国社区成人心境障碍、焦虑障碍、酒精药物使用障碍、间歇爆发性障碍、进食障碍、精神分裂症及其他精神病性障碍、老年期痴呆7类主要精神障碍的加权患病率及其分布特点。

除痴呆外，六大类精神障碍（心境障碍、焦虑障碍、酒精/药物使用障

碍、精神分裂症及相关精神病性障碍、进食障碍、冲动控制障碍）的加权12个月患病率为9.3%（95% CI 5.4~13.3），加权终身患病率为16.6%（95% CI 13.0~20.2）。

焦虑障碍是加权12个月患病率及终身患病率最高的一类精神障碍，分别为5.0%（95% CI 4.2~5.8）和7.6%（95% CI 6.3~8.8）；其次为心境障碍，分别为4.1%和7.4%。精神分裂症及其他精神病性障碍的加权终身患病率为0.7%，30天患病率为0.6%。65岁及以上人群痴呆的加权患病率为5.6%（95% CI 3.5~7.6）。

调查还显示，心境障碍女性患病率高于男性患病率；酒精药物使用障碍和间歇爆发性障碍男性患病率高于女性患病率，且18岁~34岁年龄组患病率最高；精神分裂症及其他精神病性障碍患病率农村高于城市，且18岁~34岁年龄组患病率最高。

近年来，社会心理和人口学因素发生了巨大变化，由此带来的心理压力、生活方式、家庭结构的改变等因素导致心境障碍和焦虑障碍的患病率呈上升趋势。

病态焦虑与正常焦虑有区别吗？

病态焦虑区别于正常焦虑反应的4项标准为：①自主性；②紧张；③时间；④行为。自主性从某种程度上，指承受源自"生命本身"（life of its own）的，患者的内心体验，有可识别的环境刺激中的最小限度基础，是一种明显的"内源性"成分。紧张是指压抑的程度，症状严重度主要是患者的痛苦水平已超出了他（她）所能承受的能力，开始寻求解除的办法。时间也可以解释焦虑之所以为病态；症状是持续的，而非短暂的适应反应，提示是一种障碍，是进行评估和治疗的指标。行为是关键性标准，如果焦虑影响了日常生活的应对，正常功能被破坏，或有特殊的行为，如回避或退缩，这种焦虑便是一种病态。

一般而言，病态焦虑可分为两大类：①急性，是严重和短暂的剧烈焦虑，带有认知、生理和行为方面的表现；②程度稍轻，但持续的压抑，在数量上及某些性质上存在明显不同。药理学及流行病学的观察研究发现两种焦虑状态在临床上有着较密切联系。常见的类型包括：惊恐障碍、广泛性焦虑、社交恐惧症、场所恐惧症、强迫症以及各种躯体情况所致的焦虑障碍等。

生理性焦虑的意义何在？

焦虑其实如喜悦、爱、生气、愤怒与悲伤一样，是人类的正常反应。当人判断事态或结果具有威胁性、未知或无法掌控时，焦虑启动身体的应激反应，为身体的战斗或逃跑做准备，不需要长时间思考就有下列的症状：心跳加快、血压升高、呼吸急促、肌肉紧绷，以便在最短的时间内逃脱险境。

焦虑是生物性、心理性、社会性的报警信号，当身体、个人目标或社会关系受到威胁时，便发出警号。从某种程度上来说，我们应该对焦虑心存感激，焦虑是力量，促使我们主动积极踏出第一步。焦虑激发起消除真正危险的动机，焦虑建设我们自我保护的人格，在生活中寻找自己真正希求的目标。仔细思考一下，不难发现，适度的焦虑是我们需要表现能力的时候更努力，使心身产生最高的动力。群体焦虑更消除社会的不良发展：环境污染、能源过度消耗，破坏古迹、误用核能等。焦虑也保护我们，不至胆大妄为，作出超出自己能力的行为。

因此，焦虑感是人类的基本感受，我们只能或多或少减少焦虑，但要完全免除焦虑不仅不切实际，设定这种目标甚至会对生存构成危险。

焦虑的背后——我们到底害怕什么？

许多焦虑的患者惶惶不可终日，却仿佛说不出自己到底在害怕什么。其实总结一下，我们无非是害怕失去赋予我们安全感的事物：父母、物质、健康、独立自主。害怕失去别人的喜爱，在他人的肯定中，我们才能活得更自信。害怕失败，在功利的社会中被视为污点。害怕错误的决定，必须承担后果。害怕早死，许多的希望便无法实现。

唯有不爱任何人与任何事物的人，才不怕失去。你觉得这样的人是幸福的吗？若真要完全没有焦虑，得付出昂贵的代价。

最理想的情况是：视情况而适当地拿出勇气、小心地与焦虑求得平衡，才能应付虚构的及真实的危险。克服焦虑不在于回避或否认焦虑，而是以建设性的态度接纳焦虑，并非要与焦虑本身宣战，而是学习处理焦虑的正确态度。与焦虑合作，借焦虑之力，但没有压迫地达成人生目标。

焦虑从心理学上如何解释？

自从弗洛伊德主张将焦虑症从神经衰弱分离出来后，人们对焦虑症的研究已有将近100年的历史了，其中对引起焦虑症的病因做了大量研究，取得了很多有价值的成果，但到目前为止，确切的病因仍未明了，也有一些心理学家从心理学的角度给出了他们关于焦虑症的一些研究观点。精神分析的创始人弗洛伊德从精神分析的角度阐述的观点认为，焦虑症是由于内心过度不平衡的冲突所造成的，冲突的来源是自我不能在本我（指欲望和本能）和超我（指良心和道德）之间保持良好平衡的结果，原因是自我太弱，而道德标准要求又过高，不能适当地压抑来自本我的本能冲动，于是以焦虑的形式显现出来。此外，童年的一些心理体验被长期压抑在潜意识中，一旦受特殊际遇激发出来，就成了意识中的焦虑。又有心理学家从学习理论角度认为焦虑症是一种习得性行为，由于人们害怕外来的刺激，他们在受到刺激的同时产生了焦虑的体验，两者之间建立了条件性联系，不断地刺激，最终形成了广泛的焦虑。

什么是恐惧？

恐惧是指对于一致确认引起恐慌、骇人和焦虑的刺激的反应，或者讲是特异体质的一种反应。比如，一个人在计划航线中飞行感到焦虑，其他人可能因为相同的理由拒绝飞行。但是，如果许多人没有遇到困难并确实飞行过，那么拒绝飞行就是焦虑反应。对特定事物产生的恐惧常常导致回避行为。

什么是慢性焦虑症？

广泛性焦虑障碍又称慢性焦虑症，是焦虑症最常见的表现形式之一。广泛性焦虑障碍的定义是指一种对日常生活时间或想法不切实际的，过度的，持续的担忧和焦虑综合征。

患者往往能够认识到这些担心是过度和不恰当的，但难以控制。这种担忧和期待性焦虑至少在6个月中的大多数时间里存在，同时，至少伴有3种下列症状，如坐立不安、容易疲劳、容易发脾气"上火"，肌肉紧张、失眠，排除其他疾病所导致的过分的担忧和焦虑。这种焦虑和担忧的严重程度、持续时间和发生频率超过了恐惧事件的影响。成年患者的担忧常常是日常生活环境中的事情如岗位的责任性、家庭财政情况、家庭成员的健康、孩子的安全，或者一些小事如排队、汽车维修、家庭杂务。儿童患者则倾向过度担忧他们的竞争或他们表演的质量。在整个疾病过程中，担忧的焦点可以从一件事转到另一件事。

慢性焦虑症是常见病吗？

慢性焦虑症就是广泛性焦虑障碍，在普通人群中是一种常见的心理障碍，美国研究发现其年患病率为3.1%~3.8%，并常伴有其他心理障碍和躯体疾病。在世界范围内，广泛性焦虑障碍的年患病率为1.1%~3.6%，终身患病率为4.1%~6.6%。广泛性焦虑障碍可以发生在一个人人生的任何阶段，但在20岁以前发病较少，其发病趋势随着年龄的增加而增加。45~55岁年龄组患病率最高，女性患病率约为男性的2倍（终身患病率分别为6.6%和3.6%）。

由于广泛性焦虑障碍患者大多倾向首先选择在综合性医院求诊，因此成为综合性医院中最常见的心理障碍，约占各类精神障碍的10%，在基层医疗机构中有焦虑主诉的患者中1/4是广泛性焦虑障碍。世界卫生组织于1995年的调查报告显示，广泛性焦虑障碍是综合医院中仅次于抑郁症的第二大精神障碍。

什么是社交恐惧症？

社交焦虑障碍是一种过分的境遇性害怕，即个体在公开表演场合和社交场合下担心被人审视，或害怕自己会出丑和行为窘迫。如害怕在公共场合发言；害怕在公共场合用餐，害怕使用公共设施。社交焦虑障碍像其他恐惧症一样，患者在社交场合下常产生害怕反应，由此导致对这些场合的回避，或在这些场合下感到极度的紧张和不适。常见的临床症状有：①害怕与陌生人交谈或与人结识；②害怕在一群人面前讲话；③害怕引发或持续一段交谈；④害怕在公共场合打电话；⑤害怕接待来访者或害怕参加聚会、约会；⑥害怕在公共场合进餐、书写或使用一些公共设施。伴发的躯体症状有：心悸（79%）、发抖（75%）、出汗（74%）、肌肉紧张（64%）、胃下坠感（63%）、口干（61%）、忽冷忽热感（57%）、头痛或头皮紧张（46%）。尽管社交焦虑障碍的临床表现与其他几种焦虑障碍所表现出来的症状相似，但社交焦虑障碍患者的焦虑会比其他焦虑障碍更明显地表现出来。脸红害羞在社交焦虑障碍中较常见（51%），而在场所恐惧症中为21%。

社交焦虑障碍常分为广泛性、非广泛性社交焦虑障碍和公共场合发言恐惧3种亚型。广泛性社交焦虑障碍是指对多种或大多数的社交场合感到害怕。而非广泛性社交焦虑障碍只是对某些特定的场合感到害怕，通常只对2~3个社交场合感到害怕。公共场合发言恐惧有时也包括一些难以归类的独立的或特定的社交焦虑障碍。

何谓"心脏神经官能症"？

许多患者因为胸闷、心悸、胸痛等症状反复去医院就诊，进行心血管系统各项常规检查，甚至冠状动脉造影，但均未见明显异常，然而症状持续存在。患者反复去医院求诊，辗转于不同医院或科室，以期寻找一个满意的医学诊断来解释其症状。心内科医生常常诊断为"心脏神经官能症"，并转介到心理科门诊。许多患者迷惑不解，明明自己是心脏有毛病，和心理问题有什么关系。

"心脏神经官能症"又称"Da Costa综合征""功能性心血管运动紊乱"等，是指未发现器质性损害基础，以交感神经功能亢进的表现（尤以心血管系统的有关症状）为特征，同时伴有紧张、焦虑、恐惧的情绪障碍的一组症候群。目前，人们已普遍认为心脏神经官能症是一种急性的、具有鲜明特点的焦虑障碍。

处于焦虑状态时，总伴随或多或少的自主神经功能紊乱，而且因为患者并不了解焦虑与其他症状间的关系，自主神经功能紊乱的症状可能充斥于整个临床表现。患者会出现心悸、呼吸困难、胸闷、胸部疼痛、头痛及消化不良，还常有肌肉紧张的"紧张感"甚至"木僵感"。进一步有惊恐发作，体验到梗死感或窒息感、呼吸困难、四肢发软、头晕等。患者往往根据自己一知半解的医学常识，做出灾难性的解释，认为自己有严重的心脏病、心肌梗死，以致坐卧不安、惶惶不可终日。

惊恐发作会导致死亡或发疯吗？

惊恐发作的患者经常害怕会心肌梗死或窒息突然死亡，这种恐惧加重了焦虑情绪，使症状发作更加频繁。

体育活动时会产生心悸，心跳加快，大家都觉得很正常，但若在静息时心悸，就会让人担心害怕，因为似乎无法解释。然而单是心理因素（焦虑、懊恼、愤怒），就可能造成严重的心悸。不论这种心悸、心跳的感觉多么惊心动魄，都不会因此造成心肌梗死。心肌梗死的患者最显著的症状是剧烈的心前区疼痛，而非心率的改变。

惊恐发作时会有胸闷、喉部哽噎感，这是由胸肌过度紧张、喉肌痉挛所致。恐惧使呼吸急促，造成过度换气，使体内二氧化碳含量减少，血液中暂时缺钙，引起肌肉痉挛，紧绷的肌肉压缩血管，造成肢体刺痛及麻木感，嘴唇、手掌、脚的痉挛感，以及胸部、颈部的压迫与收紧感。此外，还会出现一些恶心、腹部不适、视觉障碍的症状。过度换气也会造成脑部血管收缩，并使氧气的供应受到影响，造成晕眩、不真实感、注意力无法集中、思考中断，使焦虑更加强烈。

如果只做正常或缓慢的呼吸，并合并身体活动时，所有过度换气的症状都会消失，不需要注射镇静剂，也不需要纸袋呼吸，所需要的只是做深呼吸。

许多惊恐障碍患者害怕自己会发疯，行为失控。事实上，患者常常将高度紧张的情绪与思维混乱混为一谈，怕自己会崩溃。患者经常对自己与周围环境产生奇怪的疏离感（失去自我感、不真实感）。这种体验不仅在惊恐发作中出现，在惊吓或疲劳的情况下（例如意外事故或得知亲人的死讯）也会产生，并非人格分裂。惊恐障碍患者是"情绪错乱"，理智和现实的控制依然正常。目前为止，从未有人因为惊恐障碍导致精神分裂症。

医生需要帮助患者找出惊恐时的全部灾难性想法、想象、内心对话，以书面作业的方式对灾难性想法加以评述，提出质疑；逐步引导患者创造积极自信的经验和陈述，反复温习这些积极陈述，进行自我指导。惊恐患者之所以对"危险"有过度认知评价，是因为他们的认知结构或图式使他们倾向对通常情境作出灾难性的解释。只有反复审查其潜在功能失调假设，让患者欢迎并接受新的观念和信息，转变自己的信念和态度，问题才获得真正解决。

有哪些疾病症状与惊恐发作很类似？

惊恐障碍的患者通常有很特异、很强烈的心脏和神经系统症状，让他们非常担忧。一般是惊恐发作的特异性关键症状，让患者感觉"要发疯"或者失控。很多的躯体疾病也可能产生与惊恐发作相似的症状，例如二尖瓣脱垂、甲状腺功能亢进、甲状腺功能低下、糖尿病、低血糖、偏头痛、颞叶癫痫、前庭功能紊乱、心肌功能不良、高血压、低血压、哮喘、一过性心肌缺血，因此鉴别非常重要。

场所恐惧症患者为什么害怕某些特殊场合？

场所恐惧症患者在特殊场合会担心害怕，感到逃生无路或求助无门。患者不再相信自己的身体，无论是恐慌、晕眩、大小便冲动，都会引起焦虑，也因此相当在意各种地点的安全性。所以，患者身体的反应只是忍受了过度压力的后果，跟那些引发剧烈症状的地点并无关系。

如果你是场所恐惧症患者，请告诉自己"如果我自己不再恐惧，那我对各式各样的地点与情况也不再恐惧"。也请自问，自己是否害怕，因为自己的症状会引起他人侧目，被别人当作有精神病。请回想，自己过去是否觉得无能、被摆布或遭遗弃的所有情况，并请检视自己是否害怕因为自己的症状而遭到别人摆布或受制于某种情况。

患者的恐惧是因为自认为这些症状对生命具有威胁，或是因为这些症状会引人侧目。若是第一种情况，自己必须学习跟自己的身体有较好的互动。若是第二种情况，则应该学习不去在意别人的意见。还有不少的患者即使没有症状也不愿意独处，因此请检视自己的症状是否与害怕孤独有关。

患者的不恰当的信念大致如下：

（1）如果没有人帮助我，我就会有麻烦。

（2）我的能力有限，总会有意料之外的特殊情况发生。

（3）即使我的处境糟糕，也不愿意受制于陌生人。

（4）一旦惊恐症状出现，非常危险。

（5）必须时刻注意我的身体，否则会失控。

（6）只要一直出现头晕、恶心、想大小便的症状，就不能参加任何活动，因为很可能会出丑而丢尽面子。

（7）一定需要出口可以逃生，否则不安全。

（8）无法忍受行为自由受到限制。

（9）独处便觉得无助。

（10）独处便觉得孤单，被遗弃。

鬼神附体是恐惧症吗？

表面看起来好像是恐惧，但因为鬼神附体是特殊的精神症状，一般多为癔症的发作形式，农村妇女尤为多见。首先，患者有相信鬼神存在的思想基础，有易于接受暗示性的性格特点，在强烈的精神刺激后，在自我意识障碍的情况下，经过自我暗示如疑心鬼神会附体，或环境或他人的言语暗示，患者自称某某神仙，是死者灵魂的化身，此时患者常以这些附体者的口吻、身份讲话，声调也变得特殊，讲话内容与患者当时的内心体验有关。历时可数分钟或数小时，经暗示治疗后，患者可迅速恢复其自身身份，发作过后可部分回忆发作经过。

"鬼神附体"本身仅仅是一种精神疾病的症状，是患者在强烈的情感反应下的一种病态体验，以死者、鬼神的口吻讲出她的想法和要求。只有患者本身相信鬼神的存在，他们犯病时才会出现"鬼神附体"症状。反之，不相信鬼神的人，不论怎样犯病，也不会出现这种症状。在农村文化落后、封建迷信思想盛行的情况下，一些癔症患者发病出现一些所谓"鬼神附体"的现象本身并没有什么可怕的，可怕的是一些巫婆神汉借此机会宣传迷信，坑骗患者的钱财，摧残患者的心灵和躯体。希望广大患者和患者亲属相信科学，不要上那些江湖骗子的当。

另外，需要提出的是，近年来在学校接种疫苗等事件中出现学生集体焦虑、恐慌等相似症状，可称为流行性癔症或称癔症的集体发作，它是癔症的一种特殊形式，多发生在共同生活、经历和观念基本相似的人群中。起初为一人发病，周围目睹者受到感应，在暗示和自我暗示下相继出现类似症状，短时间内暴发流行。这种发作一般历时短暂，女性较多见。

焦虑障碍不治疗真的会对社会生活造成影响吗？

如果焦虑的严重程度达到中度或重度，那肯定会对工作、生活与生活质量造成不利的后果。例如，焦虑在日常医疗实践中亦特别多见，如《美国全国急诊医疗普查（1980~1991）》的资料显示，焦虑是患者求医的最常见主诉之一，出现率为11%；同样，焦虑也是患者求医的最常见心理或精神问题。有一项研究表明，高达20%的患者在过去6个月里曾接受过苯二氮䓬类（即安定类药物）治疗，而且也是基层医疗保健中费用支出最多的一类疾病。另外，慢性躯体疾病，以及频繁求医的患者当中有较高比例的焦虑症和抑郁障碍存在。

焦虑障碍往往会给患者造成明显的生理、心理社会功能以及生活质量的下降。例如，Weisberg曾前瞻随访539例有焦虑障碍的初级保健患者，平均病程为4年，治愈率相当低（仅48%）。对许多患者而言，焦虑障碍需要长期治疗，停药后的复发率相当高。有研究显示，如果焦虑症作为主要精神障碍，则起病年龄可早至13岁，但如果继发于其他焦虑障碍，则起病年龄可迟至30岁；一般女性多于男性（2：1）。曾有学者提出，如果将焦虑症状减轻或减少到仅有1~2项症状、主观感觉接近正常来作为治愈标准，则焦虑症的治愈率相当低，只有20%左右；而抑郁障碍的治疗有效率众所周知可达80%，因此焦虑症的复发率非常高。

有关疾病负担研究表明，美国在1990年因焦虑障碍导致的经济损失约420~470亿美元，其中药费支出仅占2%（10亿美元），54%的费用支出（约230亿美元）因为未能及时识别而用于非精神科的医学治疗之中，而因为误工等导致间接成本损失约40亿美元。另外，近年来有研究显示，焦虑症的自杀危险系数是5.6（与惊恐障碍类似），仅次于PTSD的自杀风险（危险系数为6）。

焦虑的心理学假设与心理治疗之间有联系吗？

当然有联系，也就是说心理治疗是建立在心理学理论基础上的，否则就变成了一般说服教育了。具体来说，心理治疗之所以不同于一般谈话或谈心，重要的一点便是根据对问题或障碍的假设来进行有的放矢的治疗处理，帮助患者解决心理痛苦。首先，必须了解各焦虑障碍亚型之间的内在关系，明确其核心症状与附加症状的联系；然后再针对不同问题或靶症状采用各自相应的有效心理治疗技术进行处理。这样，就可以起到事半功倍的效果。

简单地来说，紧张不安和担心是所有焦虑障碍亚型的核心症状，在此基础上如出现回避行为以应对消除紧张不安，则为恐惧或恐惧症；如采取重复动作或反复思考以求减轻内心紧张，则为强迫症；如急性发作，并伴明显的呼吸和心血管系统等症状，则为惊恐；如只是长期存在紧张不安，并无明显的急性发作特点等，则为广泛性焦虑。如果紧张担心和不安主要围绕于身体健康或疾病，则为健康焦虑或疑病。至于焦虑产生的原因，心理学的假设不外乎归因于童年期的创伤经历、人格特征、既往生活事件或环境，以及不恰当的认知模式（如"一朝被蛇咬，十年怕井绳"）。

因此，治疗主要是围绕下述几方面：

（1）处理焦虑症状：可考虑给予放松训练指导、生物反馈等。

（2）消除恐惧症状：以达到"零惊恐发作"的目的，可采取放松+暴露（克服回避行为）等技术。

（3）克服强迫症状：量化强迫相关表现（包括重复行为与强迫思维），并采取针对具体症状的暴露+反应预防行为治疗技术。

（4）改变不恰当的焦虑认知：焦虑如同爬山，山再高也有顶，只要坚持就会翻过山，即让患者学会并认识到，焦虑是自限的，不会持续永久和大难临头。

（5）耐心、小心和细心地"透过症状表象来了解患者的真实内心体验或冲突"。

情绪焦虑与机体免疫功能的关系密切吗？

一位哲人说过："一切对人不利的影响中，最能使人夭亡的就要算是不好的情绪和恶劣的心境，如发愁、颓废、恐惧、贪求、怯懦……"。在临床实践中，同患一种疾病，乐观者容易康复。在对肿瘤患者的调查中，有数据显示，90%以上的肿瘤患者均与精神、情绪问题有直接或间接的关系。精神创伤、不良情绪，可能成为患癌症的先兆；而情绪状态对癌的发生、发展、扩散起着非常重要的作用。情绪为什么会对健康产生如此大的影响呢？越来越多的研究表明，情绪是心身相关的中介，情绪状态（焦虑、抑郁等）可引起免疫功能的改变而最终影响健康。情绪对免疫功能的影响，有学者称之为"心理免疫"。

负面事件导致负面情绪状态，从而引起免疫变化。考试、丧亲、分离、离婚等情境引起的焦虑和抑郁都有免疫抑制影响。早在1977年，医学家Bartrop等对丧偶的人进行了研究，首次发现丧偶者往往情绪抑郁而致免疫抑制。29例6周前丧偶的人淋巴细胞分裂反应下降。

离婚是一个较严重的生活事件，情绪的变化较为复杂。离婚后的男性显示不正常的对EB病毒的抗体反应，CD4/CD8的比例降低；离婚后的女性除以上变化外，还有自然杀伤细胞活动的减低，以及CD4细胞数目的减少。有人对参加考试的学生在考试当天和考试前后进行的比较，考试焦虑与自然杀伤细胞活性减少，CD4细胞数目减少，CD4/CD8比例降低有关。无论是淋巴细胞、自然杀伤细胞还是CD4细胞都是维持人体正常免疫功能的执行者。

免疫功能作为人体健康的卫士，一旦出现问题，人体防病抗病的能力会下降，疾病便乘虚而入。

临床的一些研究显示，那些有可疑子宫颈抹片异常的女性，经过追踪观察发现，有明显的情绪异常者，大多数发展成为子宫颈癌患者。生活于紧张性环境中数月后，女性的类风湿关节炎的发病率明显增加。同样的现象也可见于系统性红斑狼疮及多发性硬化症患者。情绪的异常体验会打破免疫平衡，造成免疫失调，使得人更易患肿瘤和一些自身免疫性疾病。

人体的免疫系统受到神经和内分泌的双重调控。而人的情绪也是由神经系统，特别是中枢神经系统所支配，大脑皮层对情绪起着控制作用，下丘脑、边缘系统及邻近部位存在着"快乐"和"烦恼"情绪中枢。情绪的产生将伴随一系列神经系统、内分泌系统的变化，从而影响免疫系统功能。一般认为它主要是通过下丘脑—垂体—肾上腺轴起作用。去甲肾上腺素、5-羟色胺等神经递质以及神经内分泌激素如肾上腺皮质激素等，对免疫器官都产生支配作用。

抑郁等消极情绪可引起自主神经功能和内分泌功能的失调，使机体的免疫功能受到抑制。

可见，心理免疫对于疾病防治至关重要。俗话说："百病皆生于气"，"万病源于心"。

不良情绪通过影响免疫功能，对人体健康造成损害，甚至比病菌、病毒更厉害。当然，良好的情绪状态则往往能提高人体的免疫功能。马克思曾经说过："一种美好的心情，比十服良药更能解除生理上的疲惫和痛楚。"在良性刺激下，大脑皮层及神经体液功能处于平衡状态，进而协调各器官的功能，使之呈良好状态，人体的免疫力也得到增强。

焦虑障碍患者的心血管与呼吸系统会有异常表现吗？

当然会有一系列的症状出现，严重者会被误诊为心脏病或呼吸系统疾病。因为心悸、心跳加快、血压升高、血管容积变化等心血管反应是惊恐障碍的典型症状。A Bystitsky等报道，在正常自然环境下，惊恐障碍患者的舒张期血压明显高于对照组，心率总体上高于对照组，但尚未达显著性差异。他们总结时指出这可能是病例太少的缘故，并根据这些患者在自然环境下增高的舒张期血压变化推测患者处于明显的心血管应激状态，对惊恐再次发作的焦虑增高了唤醒水平，增强了患者对躯体症状的敏感程度，从而为个体提供许多可以诱发惊恐障碍发作的生理易感因素；反过来，惊恐发作必然加重焦虑恐惧和唤醒水平。Middleton和Ashby曾对治疗前后的惊恐患者心血管反应有何变化进行了研究。结果显示：血浆去甲肾上腺素浓度治疗后升高，站立姿势血压反应及心率变异的模式在治疗前后亦均有显著变化，并推论这些患者存在压力感受器调节功能的改变，且压力感受器作为心血管系统与自主神经系统活动的中介，对心理生理学的"唤醒"及运动时需求的调节起着重要作用，而唤醒调节的紊乱可以是生理的和心理的后果。需要进一步说明的是：低频范围的心率变异有的学者认为是由交感和副交感神经共同作用而造成的，但高频范围（0.15~0.6Hz）的心率变异主要由迷走神经支配，故常以其比值作为反映心脏交感迷走神经均衡的定量指标。

有关惊恐与过度换气的报道很多，结论亦时有不同，但学者一般认为慢性过度换气可以导致潮气量中CO_2分压降低，进而引起代偿性肾功能活跃，继发性的血浆碳酸氢盐浓度下降、血pH值升高，产生一种对呼吸调节紊乱很敏感的状态。在这种状态下，无论是轻度过度换气导致碱中毒还是轻度呼吸抑制导致酸中毒，都必将产生显著后果。有关过度换气的研究与乳酸钠静脉注射同时进行，Gorman等报道含有5%CO_2浓度的空气同乳酸钠静脉注射一样均可诱发惊恐发作，Gorman等推论PD（惊恐障碍）患者对CO_2有异常的敏感度，乳酸钠则是经过三羧酸循环后产生碳酸氢盐，碳酸氢盐再生成碳酸而起作用。Papee等将198名焦虑症患者分为3组：①伴有或不伴有恐惧症的惊恐；②伴有惊恐的其他焦虑障碍亚型；③不伴有惊恐的焦虑障碍。研究表明，患者经过短暂的有意过度换气（所用空气中CO_2浓度55%）后均有很大主观痛苦反应，因而这些生物学刺激是通过具有特异性的某些因子而对PD起作用，该实验支持对刺激的情感反应中至少有一种成分是对躯体感觉的恐惧。Asmundson和Stein发现，惊恐患者的最长有意呼吸抑制时间明显少于对照组，其结论支持"错误窒息警报"理论，该理论认为惊恐患者存在病理性低下的窒息警报活动阈值。

在心率变异方面，焦虑、惊恐患者对模拟应激存在着与正常人不同的反应模式，即患者组心率变异性的低频峰与高频峰功率比值显著性降低；正常人对模拟应激反应可能是以迷走神经调节占优势，而患者组则以交感神经活动调节占优势。

少年儿童也会患焦虑障碍吗？

焦虑障碍是儿童最常见的精神障碍，其年发病率在5.7%~17.7%之间，有证据表明，大多数患儿此后直到青春期及成年阶段，也难以摆脱焦虑障碍的困扰，因此焦虑障碍是一种患病率高、对儿童成长影响巨大的心理疾患。国外调查发现89%的儿童符合任何一种焦虑障碍的诊断标准；另有研究者发现，分离性焦虑在儿童中发病率较高，广泛性焦虑更多流行于青少年。美国、加拿大、新西兰的几项大规模流行病学调查结果显示，儿童青少年焦虑障碍患病率为10%~20%，分离性焦虑障碍患病率为0.7%~3.5%；广泛性焦虑障碍为2.4%~3.7%，单纯恐惧症为0.9%~9.2%，社交恐惧症为0%~1.4%。

我国有研究者在1999年调查2161例合肥中小学生时，发现青少年焦虑障碍患病率为10.9%，其中广泛性焦虑障碍为2.8%，强迫症为8.3%，单纯恐惧症为2.8%，分离性焦虑为0.5%；儿童焦虑障碍患病率为14.4%，其中广泛性焦虑障碍为2.7%，强迫症为8.6%，单纯恐惧症为4.4%，分离性焦虑为2.5%。儿童分离性焦虑明显高于青少年，强迫症男生明显高于女生，单纯恐怖女生明显高于男生。父母神经症史、孩子对父母依赖、母孕期感冒或精神创伤、学习环境等是主要危险因素。

老年人为什么易患焦虑障碍？

老年期躯体状况的改变和心理压力常常成为焦虑障碍的诱因，如在某一躯体疾病后对躯体的关注加强，就像扣动了"扳机"诱发了焦虑；退休后生活状态的改变、亲友生病或故去，都会增加失落和无助感，产生焦虑情绪。

老年焦虑障碍由于衰老而较难识别。衰老导致的功能性缺陷（视力差等），社会生活减少导致的"正常"回避，并且常常与有类似症状的躯体共病，都使得焦虑症状多样化、复杂化。以惊恐障碍为例，典型的惊恐发作症状在老年期并不突出。部分老年患者对躯体有过分关注和疑病的倾向，因此，惊恐发作时躯体不适的主诉较多，并可能对症状做出合理性解释。随着首发年龄增加，惊恐障碍的症状数量和严重程度都有下降趋势，发作间期的预期性焦虑、恐怖性回避以及继发抑郁症状都较多见，有的患者有自杀倾向。

老年期广泛性焦虑障碍则包括两种情况，一种是青少年时期患病延续至老年，另一种是老年期初发。后者除具一般广泛性焦虑障碍的特点之外，疾病的发生、发展、转归与患者的躯体情况、家庭经济、人际关系及性格特点有关。老年期广泛性焦虑障碍多数起病缓慢，病程可迁延数年，有1/3的患者病程在半年到2年，2/3的患者病程在2年以上，41%~59%的患者痊愈或好转，少数患者预后欠佳；女性、病程短而病前性格良好者预后较好，伴躯体疾病、社会关系不良、经济窘迫则预后不良，须注意老年GAD（广泛焦虑症）患者的自杀行为。

与没有焦虑障碍者相比，患有焦虑障碍的老年人在7年内死亡风险增加87%，其原因可能是焦虑症状和心理社会因素导致自主神经敏感性增加，例如应激相关的心血管功能障碍或自杀。

孕期、围产期和哺乳期妇女容易患焦虑障碍吗？

尽管焦虑障碍在妇女中常见，患病率约为男性的2倍，关于孕期、围产期和哺乳期焦虑障碍的患病率和病程却罕有报道。对英国8323名孕妇的一项前瞻性研究表明，21.9%的孕妇有明显的临床焦虑症状；在孕期有焦虑症状的妇女中，64%在产后也有显著焦虑症状；而且产前的焦虑症状预示产后8周和8个月抑郁障碍的出现。妊娠期惊恐障碍也因易于在产后出现或加重而得到重视。另有文献报道5%~13%的孕妇有焦虑症状，97.4%的待产妇存在不同程度的焦虑情绪，其中20.9%达到焦虑障碍标准。

国内对上海600例孕妇在孕24周、38周，产后7天、42天和3个月进行随访评估，五个时点焦虑症状检出率为5.0%、6.6%、4.4%、4.1%和2.2%，0.9%~3.8%的孕妇存在抑郁和焦虑症状共存现象，35岁以上高龄产妇孕期和产后7天的焦虑症状的比例都明显高于35岁以下的孕产妇；大约1/3孕期有焦虑和抑郁症状的孕妇发生产后抑郁，说明孕期焦虑和抑郁症状对产后抑郁有明显的影响作用，是产后抑郁的主要危险因素之一。孕期与焦虑/抑郁症状相关的主要危险因素为担忧产后婴儿健康、婆媳关系和夫妻关系。

国内另一项研究对76例初孕初产妇女进行调查，发现产前焦虑发生率为28.95%，产后焦虑发生率是23.68%。

哪些孕期妇女更容易焦虑？

国内有研究调查266名孕期妇女，结果发现，35岁以上的受调查孕期女性全部存在心理焦虑感，其中，33%的35岁以上女性心理焦虑程度超出了正常范围。

目前，产妇高龄化正是孕期妇女焦虑指数不断攀高的主要原因。除了工作和生活压力外，对育儿、早教问题的担忧，以及高龄产妇生育可能导致的胎儿畸形、妊娠高血压、分娩时间延长而发生大出血或难产、诱发隐性糖尿病或高血压、可能导致身体出现癌变的五大风险，都会影响到孕妇、产妇的心理状态。

以学历为标准，硕士及以上学历的女性焦虑程度略高，31%以上的高学历女性存在超出正常范围的焦虑情绪。可见，职业群体中的白领女性，在当前工作、生活双重压力下，已成为孕期罹患抑郁症的主要人群。

当前孕妇焦虑的诱因主要有：育儿成本高、经济条件不好以及未对生儿育女做好充分的心理准备。也正是这些原因，使得分娩安全和儿童早期教育喂养成为孕期女性最担心的问题，有70%的女性担心婴儿的喂养有困难，其中33%对此比较担心；近80%的女性担心找不到好的月嫂，超过50%对此较为担心；有68%的女性担心孩子的早期教育问题。

女性围绝经期易怒正常吗?

人们往往认为，女性变得脾气大、乱猜疑、喜怒无常，是进入围绝经期的正常表现。其实，上述症状恰恰是围绝经期病态心理的信号。统计表明，约1/3的围绝经期女性患精神心理疾病。

围绝经期妇女易患的心理疾病中，围绝经期偏执的后果最为严重，而围绝经期焦虑症的患者数最多。焦虑症是最常见的一种疾病，患者整天心慌，睡眠不好，入睡难，浅睡多梦，心情烦躁。而一旦出现脸部潮红、夜间出汗、突然发冷发热和浑身疼痛等症状，则表明自主神经功能已经发生紊乱。

有许多围绝经期妇女发现自己总是心慌，晚上失眠，脾气也越来越坏，常常控制不住自己，无缘无故冲丈夫、孩子发火，事后却又后悔得要命。这样的精神状态严重影响了正常工作和生活，让她们苦恼不已。其实，她们已患焦虑症，需要进行心理辅导和药物治疗。

哪些人易患社交恐惧症?

根据美国全国疾病普查近年的结果，社交恐惧症年患病率为7.9%（其中男性为6.6%，女性为9.1%），终身患病概率为13.3%（其中男性为11.1%，女性为15.5%）。社交焦虑障碍已成为继重度抑郁、酒精依赖后的第三大精神疾患。总的来说，社交恐惧症的终身患病概率在3%~13%；有一项研究发现，约20%的人过分害怕公开讲话和表演，但只有2%的人因对工作或生活造成影响方才诊断为社交恐惧症。

社交恐惧症在男女性别间的发病率之比约1:1.5~1:2.0；首发年龄为11~15岁（平均为14岁），80%以上的患者在25岁前发病；当然，最早发病年龄也有5~9岁的患者。

社交恐惧症患者一般文化程度较低，大多为失业人员或较难与人建立起亲密的人际关系者。有研究表明，约2/3的患者是独身、离异或丧偶；1/2的患者未能高中毕业；1/5的患者目前因不能工作而享受民政福利或残疾人救济；约70%的患者是生活在低社会经济状态下。在患社交焦虑障碍的患者中女性多于男性，而寻求治疗的却是男性多于女性，这可能与男性的社会角色有关。

美国的资料表明社交恐惧症月患病率为1.3%，年患病率2.8%，而在韩国社交恐惧症的患病率为0.53%；在一项印度和英国的同样年龄、性别样本的调查研究中发现，英国的社交焦虑障碍常有场所恐惧症，而印度以疾病和猝死恐惧症为多见。在美国国内不同人种社交焦虑障碍的患病率研究中发现：黑色人种为3.4%，白色人种为2.7%，西班牙人种为2.5%。东西方文化差异对社交焦虑障碍理解、一些行为认可和语言的概念都有影响。

哪些个性特征易患社交恐惧症？

社交恐惧症多起病于青春期，社交场合下产生强烈的紧张、害怕、不安，发作厉害时伴有头晕、恶心、震颤、出汗等自主神经反应，患者采取回避行为。下列个性特征者易患社交恐惧症。

（1）性格内向　情绪不稳定内向者安静、内省、不喜欢接触人；情绪不稳定者易焦虑，对各种刺激的反应过于强烈，情绪激发后，又很难平复下来。与人交往时，有强烈的情绪反应，影响正常适应。

（2）完美主义　对自己要求过高，希望自己在所有人面前、在任何场合、在各个方面都表现得完美无缺，得到别人的称赞。但人无完人，这就不可避免造成反复的自我挫败，终于见人就紧张害怕。

（3）自我评价低　自卑，自我贬低，认为自己缺乏社交技巧和能力，内心恐惧，怕引起别人不好的反应。

（4）感觉过敏　感到别人看出他（她）紧张不自然，从别人的眼光中看出别人对他（她）厌恶、憎恨或别人也不自然了，不愿与他（她）继续交谈，因此就更加紧张害怕。

目前惊恐障碍的发病情况是什么样的？

惊恐障碍是一种慢性复发性疾病，欧美最近的一些流行病学资料显示，惊恐发作的终身患病率为15%，1年患病率为7.3%；惊恐障碍的患病率终身患病率为4.7%，1年患病率为2.7%。估计大约有1/3至一半的惊恐障碍患者还有场所恐惧症状。惊恐障碍和场所恐惧症在女性中较男性常见。惊恐障碍的起病呈现双峰模式，第一个高峰出现在青少年晚期或成年早期，第二个高峰出现在45~54岁，在65岁以后起病者非常少见（0.1%）。

惊恐障碍和场所恐惧症在生活于城市的寡居、离婚或失去感情关系者中发生率最高。受教育程度较低、早年失去父母、体罚虐待或性虐待也是危险因素。

焦虑障碍的疾病负担知多少？

在美国做过的两项大型的流行病学调查，即20世纪90年代的NCS（全美共病调查）和10年后的NCS-R（全美共病再次调查）表明，焦虑障碍有较高的患病率。如焦虑障碍的整体终身患病率NCS是25%，NCS-R是27%~30%。其中最常见的是社交恐惧症（SAD），终身患病率约为15%。其次分别为是创伤后应激障碍（PTSD），终身患病率约为8%；广泛性焦虑症（GAD），终身患病率约为6%；惊恐障碍（PD），终身患病率约为3%；强迫症（OCD），终身患病率约为2%。据估计，焦虑障碍影响到约2690万美国人，它又是一种慢性疾病，患者从发病到临床治愈往往经历相当长时间，因此带来很大的直接和间接经济负担。据1990年统计，与焦虑障碍相关的费用是423亿美元，约1/4的焦虑障碍花费用于直接的医疗治疗，3/4以上花费是间接花费，比如生产力的降低。其中创伤后应激障碍与惊恐障碍服务成本最高。因此提供更多有效的、成本相对较低的门诊治疗可以大大减少经济和社会的负担。

如何简易判断是否患有焦虑症？

通过回答以下问题，可以简单判断是否患焦虑障碍。
（1）症状是否符合病态焦虑的标准？
（2）可排除身体原因吗？（需要做详细的身体检查）

（3）可排除其他心理障碍（如抑郁症）引起的焦虑吗？

通过回答以下问题，可以辨别焦虑障碍的类型。

（1）与事物或情境无关的焦虑（如惊恐障碍、广泛性焦虑障碍），或与事物或情境有关的焦虑（如恐惧症、社交恐惧障碍）。

（2）出现焦虑的情形是突发性的（如惊恐障碍）还是持续的（如广泛性焦虑障碍）？

（3）焦虑能被解释为对某种特定物体与情况的恐惧吗（如恐惧症）？

为什么说新冠病毒大流行导致全球焦虑？

2020年5月15日《国际金融报》报道：联合国秘书长古特雷斯刚刚发布"新冠疫情与精神健康"政策简报，表示新冠疫情不仅攻击我们的身体，还增加了心灵上的痛苦，严重影响全社会的精神健康和福祉；隔离加剧抑郁和焦虑。

报告表明，许多国家的抑郁和焦虑症状有所增加。2020年4月埃塞俄比亚的一项研究指出，与新冠大流行之前的估测数据相比，埃塞俄比亚人罹患抑郁症的概率增加了3倍。

报告还指出："特定人群特别容易患有与新冠疫情相关的心理困扰。面对繁重的工作量，生死攸关的决定以及被感染的风险，一线卫生工作者尤其容易受到影响。疫情期间，中国医护人员报告的抑郁症患病率高达50%、焦虑症达45%、失眠率达34%，而在加拿大，有47%的医护人员报告需要心理上的支持。"

儿童和青少年也处于危险之中。意大利和西班牙的家长报告，他们的孩子难以集中注意力，还出现烦躁、躁动和神经质的表现。居家隔离增加了儿童目睹或遭暴力和虐待的风险。残疾、生活在拥挤条件下的及在街头生活和工作的儿童处境尤其脆弱。

妇女的处境也特别危险，特别是照料家庭和从事家务劳动的人、老年人以及患有精神疾病的人。一项针对英国有精神疾病史年轻人的研究报告说，其中32%的人认同新冠疫情大流行使其精神健康状况恶化。

饮酒量增加是精神卫生专家关注的另一个领域。加拿大的统计数据表明，在大流行期间，20%年龄在15至49岁的人饮酒量增加，这也将导致不同程度的精神问题加剧。

9月19日，《新浪看点》转引龙报网报道：作为全俄疫情最严重的地区，莫斯科从今年3月初起"封城"到6月"松绑"用了100多天，从"松绑"到现在又过去100余天。这100余天里，俄罗斯人的工作和生活经历一场"疫样蜕变"；"解除隔离后焦虑加重。"俄罗斯临床心理学家瓦连京·杰尼索夫·梅尔尼科夫近日对俄罗斯新闻网表示，"从心理学角度来看，在解除隔离措施后，俄罗斯人发现自己更加不安和焦虑。一些人被这次新冠疫情吓得不轻，以至于到现在不管走到哪里都戴着口罩或呼吸器。如果出门忘记戴口罩，就像自己做错了事；如果身边的人咳嗽一下，就认为是病毒的信号；如果没有戴口罩逛商场超市，就会被拒绝服务。"专家指出，这在一年前是无法想象的。此外，出国旅行不再"畅通无阻"。尽管俄罗斯与一些国家和地区的航班陆续恢复，但游客必须遵循各种防疫规则才能到达目的地国家。"因此，许多人已经不再感觉到自由，尤其是那些经常环游世界的人们。"杰尼索夫·梅尔尼科夫说。

为什么在新冠肺炎疫情这场全球心理"海啸"中，要培养"心理弹性"？

2020年9月17日，光明网刊发《新冠肺炎疫情：一场全球心理"海啸"》的文章指出：新冠肺炎疫情的大流行对人们的身体健康造成了巨大影响。世界卫生组织8月20日公布的最新数据显示，全球累计新冠确诊病例达22256220例。但是，我们还远未了解新冠肺炎疫情对人类心理健康的影响。全球至少有1/3的人口在疫情期间居家隔离，26亿人正在经历新冠肺炎疫情带来的情感和经济冲击，这一数字甚至超过了第二次世界大战殃及的人数。

面对新冠肺炎疫情带来的巨大精神健康风险，一些心理学家正在通过新的研究了解人们的精神状况，帮助他们培养心理弹性，从而更好地应对疫情。比利时布鲁塞尔自由大学的健康心理学家埃尔克·范胡夫（Elke Van Hoof）写道："这次疫情对心理学家来说，无疑是有史以来最大型的心理实验。"而这次心理实验的结果才刚刚浮出水面。

研究人们对逆境反应的心理弹性科学，可以提供一些线索。哈佛大学的精神病学家乔治·瓦利恩特（George Vaillant）提出，如果将人比作一根树枝，适应力强的人就是一根新鲜、强韧又富有生命力的树枝，"当遭受外力时，这样的树枝会弯曲但不会断裂，它能回弹并继续生长"。令人惊讶的是，有高达2/3的人在面对灾难时，能如这一比喻所描述的一样走出困境，而不会受到心理伤害。即使经历了暴力犯罪或是曾经作为战俘被捕，他们也能从这些灾难中走出，有些人甚至能从中汲取经验，继续成长。但是，剩下约1/3的人就没有这么幸运，他们会遭受持续数月甚至数年的心理困扰。

虽然大多数人都具有心理弹性，但由于这次疫情对诸多领域造成了巨大的冲击，一些专家警告说，这可能会引发一场精神疾病"海啸"。人们会面临多重冲击，包括感染疾病、失去亲人、失业、面对隔离的孤独感和疫情结束时间的不确定，这些毫无疑问会引起抑郁、焦虑和创伤后应激障碍等心理问题。拨打心理健康热线的人数激增，早期的一些心理调查显示人们正处于高水平的焦虑状态。美国哥伦比亚大学的心理学家安妮塔·德朗吉斯（Anita Delongis）主要研究人们对疾病的心理社会反应。她说："这种大流行病将使人们面对各种压力，这将是更难应对的。"前线医务工作者的自杀事件深刻体现了这次疫情带来的严重危害。

人格心理学家发现，在应激事件中，坚韧性人格、乐观型人格等，容易走出焦虑阴霾？

什么是坚毅性人格？

考巴萨（Kobasa）及其同事在1979年运用《社会再适应评定量表》对美国AT&T公司的行政人员进行调查，结果发现，那些过去3年中虽处于高应激状态（LCU得分高）但身体却很健康的人有某些共同的人格特征，考巴萨总结后称之为"坚毅性"。考巴萨（1982）研究发现，坚毅性人格具有如下3个主要特征：①责任感：是指一种积极的奉献精神，把自己奉献给工作、家庭，把精力积极投入到所面对的任何事件中去，并追求自我潜能的发挥。②控制感：是指个体觉得自己能做自己生活的主宰，自己能影响周围的环境。③挑战欲：是指敢于接受改变和敢于面对成长机遇所带来的各种问题的勇气。后来，考巴萨又对律师、家庭主妇以及其他群体进行了相似的研究，结果表明不同性别、不同种族、不同地区的人都存在着能抵御应激的坚毅性人格。而且，其他许多研究也证明坚毅性人格与良好的生理和心理健康之间存在着一定的相关性。

具有坚毅性人格的个体拥有更好的健康水平和抵御应激的能力。因为他们具有较高的控制感和挑战欲，把应激性事件视作有助于自己潜能发挥的"挑战"，而非"威胁"或"伤害"；他们更能坚持自己健康的生活方式，或改变自己的不健康生活方式（戒烟、戒酒、控制饮食、坚持运动等）；坚毅性人格的个体在遇到应激性事件时，会采用更有效、更积极的应对策略，着眼于解决问题和寻求社会支持。

考巴萨认为并且证实，尽管坚毅性人格似乎是内在的，然而坚毅性人格的责任感、控制感和挑战欲这三种特征是可以通过学习掌握的。

什么是乐观主义人格？

乐观主义者生活态度积极，对事情的结果满怀积极的期待，总是看到事物美好的一面，坚信黑暗中总有一线光明。悲观主义者生活态度消极，对事情的结果充满消极的期待，总是看到事物阴暗的一面，认为好事不会落到我头上。

有一个真实的案例：如果飞机发生故障，你会有怎样的反应？一位老妇人乘坐飞机遇到此类危险，她却毫不惊慌，非常坦然。待故障排除后，邻座问老妇人为何不紧张？老妇人笑答："如果飞机失事，我就去天堂看望我的大女儿，如果飞机安全着陆，我就去旧金山看望我的小女儿。无论见到谁，都是很快乐的事。我有什么可紧张的？"这位老妇人就具有乐观主义人格。

塞翁失马中的塞翁，也是一个典型的例子。

乐观主义者采用更加积极的态度对应激事件进行认知评价，在初级评价时往往倾向做"良性"或"无关"或"挑战"的评价；在次级评价时往往倾向看到事物有利的一面，认为自己所拥有的资源足以应对应激事件。其次，乐观主义者更多采用积极的应对，如：着重于问题解决的应对，更多地去寻求社会支持，更有效地利用自己所拥有的资源来处理应激性事件。

病 因 篇

◆ 焦虑障碍会遗传吗?

◆ 焦虑障碍是否为大脑中有神经生化的变化?

◆ "焦虑是后天习得的,即受环境因素影响
   很大"的观点对吗?

◆ 生活事件、社会环境对焦虑障碍有影响吗?

◆ 有哪些高危因素可能与焦虑障碍的发生有关?

◆ ……

焦虑障碍会遗传吗？

焦虑障碍的患病率在普通人群中较高，达20%以上，除了与环境因素、个性等人格特征有关外，遗传因素不能忽略。例如，有家系调查发现，在焦虑症的血缘亲属中，同病率为15%，远高于一般居民5%的患病率。孪生子的调查中单卵孪生子的同病率为50%，而双卵孪生子仅为2.5%；也有人认为作为易感因素的焦虑性格具有一定的遗传倾向。

研究表明，如果一级亲属患有惊恐障碍，那么实质上惊恐障碍的患病机会要比人群中的基本患病率有所升高。目前有多项研究证实了双生子间惊恐障碍的患病一致率，都发现同卵双生比异卵双生子具有更高的患病一致率（范围在14%~31%），其中有一项研究，特别提示惊恐发作比综合征本身具有更高的患病一致率。然而，还没有研究证实单卵双生子惊恐障碍的患病一致率接近50%，这意味着即使基因与引起惊恐障碍有关，但并不是问题的全部。

焦虑障碍是否为大脑中有神经生化的变化？

任何精神或心理活动都有其物质基础，焦虑障碍也不例外。焦虑症患者常有5-羟色胺、肾上腺素和去甲肾上腺素分泌的增加，但也可能是伴发而非诱因；另外，患者常伴有血乳酸过多，而且静脉注射乳酸钠也能激发焦虑症发作。有学者利用高浓度二氧化碳或过度换气等试验均可导致焦虑症患者产生惊恐发作，他们推测焦虑症患者对二氧化碳有异常的敏感阈值，乳酸钠则是经过三羧酸循环后产生碳酸氢盐，碳酸氢盐再生成碳酸而起作用。也有学者发现缩胆囊肽 β 受体拮抗剂（CI-988）可以减少缩胆囊肽对正常志愿者所诱发的惊恐发作次数。缩胆囊肽 β 受体主要分布在大脑皮质和边缘叶，故认为惊恐障碍患者的有关方面可能存在异常。

焦虑障碍一般与大脑中的部分神经元核团或区域有关，如蓝斑核、基底节、边缘系统、海马等；其中蓝斑核存在于中枢神经系统50%以上的去甲肾上腺素能神经元，它通过神经纤维与海马、杏仁核、边缘叶、额叶皮质联系。许多研究表明焦虑症患者在该部位的神经活动存在异常情况。大量实验证实，额叶是负责学习和复杂情感的中枢，而边缘系统亦是人类许多基本情感的中心，包括愤怒、恐惧等。边缘叶为人类警觉和恐惧等基本情绪中枢，Penfield发现人脑边缘结构的激惹性病变可引起惧怕和惊吓反应，而该部位的破坏性病变使焦虑反应下降，由此推测，额—颞—边缘系统通路功能异常可能是焦虑症患者神经功能解剖的主要病理生理基础。

"焦虑是后天习得的，即受环境因素影响很大"的观点对吗？

对的。一般来说，焦虑与害怕都是继发的，受后天成长环境因素影响很大。学习心理学理论认为，焦虑是一种习得性行为，起源于人们对刺激的害怕反应。由于致焦虑刺激和中性刺激建立了条件性联系，因此条件刺激泛化，形成广泛的焦虑，这种焦虑本身又可导致期待性焦虑。

例如，社交焦虑障碍的发生与个人在社交行为或表演中获得的负性经验有关，有报道统计有58%的社交恐惧是因为在社交过程中受到过伤害，即"一朝被蛇咬，十年怕井绳"。行为和认知理论对社交恐惧的病因学研究提供了重要线索，尤其是在某些社交场合下所出现的阶段性反应。这些理论强调生理紧张、预期焦虑和回避行为，其主要的行为学假设为：恐惧反应是学习的结果，结果是被环境或生理反应强化。认知模型则认为社交恐惧患者存在特殊的认知图式或偏见，即将事件看成是危险的和超出了个人的应对能力的；由于将境遇或社交场合看成是一种威胁或危险，从而产生回避（图2-1）。

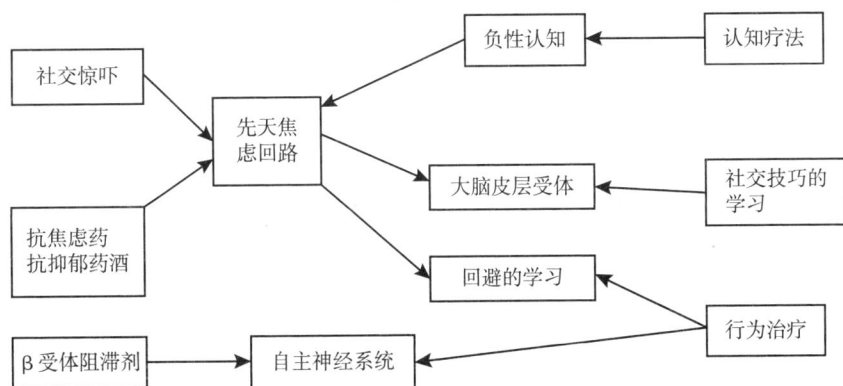

图2-1 社交焦虑障碍发生机制及可能的治疗作用部位图

"成人的焦虑就是怕死，与小时候的成长经历有关"的观点正确吗？

焦虑的发生机制是相当复杂的，其心理学的假设也有许多，其中以弗洛伊德为代表的精神动力学理论就认为，焦虑的本质是对死亡的恐惧，如果不怕死，则无焦虑。而死亡恐惧的产生，精神分析学派认为来源于精神内在冲突与童年期的创伤经历，特别是性的压抑与创伤体验（如乱伦），是由于过度的内心冲突对自我威胁的结果。这种内心冲突可能有3个来源：客体性焦虑、神经症性焦虑（ID焦虑）、道德性焦虑。该理论强调童年期的心理体验被压抑在潜意识里，当有特殊遭遇或压力时受到激发而唤起焦虑。

精神动力学理论主要从人在婴幼儿起形成的人格特征为基础。人的生理需求和安全的需要得到满足时，他们的人格逐步形成并得到完善，但当个人的安全性被迫坏或扭曲时，人就会产生焦虑。有关社交焦虑障碍的理论假设认为，患者往往觉得有潜在的危险于是加强"防御系统"，将诸如朋友、伙伴等可靠的关系即"安全系统"废用。特别是在童年时"安全系统"不存在或被破坏的人更容易发生社交恐惧。

生活事件、社会环境对焦虑障碍有影响吗？

当然有，不同的生活事件可引起不同个体不同程度的精神应激，社会阶层、经济状况、受教育程度、家庭氛围、父母教养方式等等，也可能是促发一些人发生焦虑障碍的原因。

WHO精神卫生调查（WMHS）的结果发现，东方及发展中国家焦虑障碍的总体患病率要远远低于西方国家。黎巴嫩、墨西哥、乌克兰的各焦虑障碍亚型的患病率与西方国家接近，而中国、日本、尼日利亚等国的数据却明显低于他们。焦虑障碍各亚型的发生频率在跨文化间比较相似，特殊恐惧和社交恐惧最常见，惊恐障碍与场所恐惧相对少见。但广泛性焦虑症的发病率在发展中国家间有很大差异，例如在尼日利亚和墨西哥发病率极低（0和0.4%），而在亚洲国家（中国、日本）却较高。

需要重视的是，突发、灾难性事件（如美国的9.11事件、中国四川汶川5.12地震等）的发生，会对人产生严重的应激性障碍，即焦虑障碍的一种特殊亚型——创伤后应激障碍（PTSD）。它是指在异乎寻常的威胁性或灾难性攻击（如战争、严重事故、目睹他人惨死、身受酷刑，遭受强奸等）之后，延迟（遭受创伤后几日至数月）出现或长期持续（至少1个月以上）的精神障碍。主要表现在3个方面：①创伤体验的反复出现。控制不住地回想受打击的经历；反复出现创伤性内容的噩梦；反复发生错觉或幻觉或幻想形式的创伤事件重演的生动体验；反复发生触景生情式的精神痛苦，如目睹死者遗物、旧地重游、周年日等情况下会引起强烈痛苦；②持续的警觉性增高。难以入睡或易惊醒；激惹性增高；集中注意困难；过分的惊跳反应；遇到与创伤事件有些近似的情境会产生明显的生理反应，如心跳、出汗、面色苍白等；③持续的回避。极力不去想有关创伤性经验的事；避免参加能引起痛苦回忆的活动，或不到会引起痛苦回忆的地方去；与别人疏远、不亲切，与亲人情感变淡；兴趣爱好范围变窄；不能回忆创伤性体验的某一重要方面；对未来失去憧憬。

有哪些高危因素可能与焦虑障碍的发生有关？

与焦虑障碍相关的主要危险因素有5个：①焦虑障碍家族史；②儿童期或青春期焦虑障碍病史，包括严重害羞；③应激性生活事件或创伤事件，包括受虐待；④女性；⑤共病精神障碍，尤其是抑郁症。

女性焦虑障碍的患病率较高。年龄可能也是焦虑障碍的危险因素，大多数焦虑障碍都起病于儿童或青春期。已婚者焦虑障碍的患病率低于丧偶、离异、单身者。这也可能是由于焦虑障碍患者很难开始和（或）维持和他人的亲密关系。关系的破裂似乎是焦虑障碍的危险因素。失业、家庭主妇或操持家务的丈夫和无业者焦虑障碍的患病率高。低教育程度和低收入者焦虑障碍的患病率高。儿童时期表现出行为抑制会增加以后一些时点焦虑障碍的发病风险。

研究还显示，行为抑制是非特异性的危险因素（它与所有的焦虑障碍都相关）。负性生活事件如早年遭遇强暴、虐待，遭受创伤性事件等与焦虑障碍相关。社交焦虑障碍可能与童年时期父母的拒绝和过度保护有关。

总之，遗传因素、行为抑制、遭遇负性生活事件、早年不良的养育方式是罹患焦虑障碍的危险因素。女性、未婚、离异、丧偶、教育程度低、失业、低收入者都是焦虑障碍的高危人群。

为什么说认知决定情绪？

行为心理学和情绪认知理论的近期发展也增强了对焦虑障碍患者的认知重要性的认识。如拉扎勒斯反对行为治疗中的机械倾向，认为不应忽视"内隐行为"——思维在治疗中的重要性。他说："心理治疗的大部分努力可以说以矫正观念或想法错误为中心。"他认为这种对观念错误的矫正将引起行为的改变。班杜拉提出的社会学习理论引起了人们对认知因素越来越多的注意。他提出，"认知功能是引起人的行为的决定因素"。"人是思维着的有机体，具有给自己提供某种自我指导力量的潜在能力"。这一理论特别重视符号和自我调节过程所起的重要作用（图2-2）。

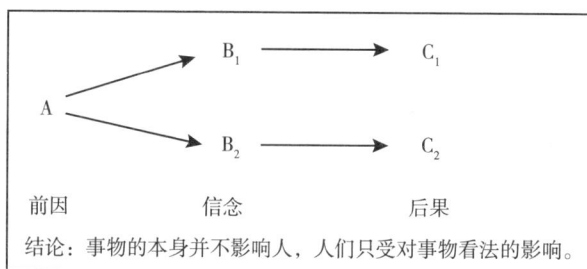

图2-2　认知对人类的影响图

埃里斯的工作在认知行为治疗的历史发展上起了重大的推动作用。他认为在环境刺激或诱发事件（A）和情绪后果（C）之间有信念或信念系统（B）。他指出，人天生具有歪曲现实的倾向，造成问题的不是事件，而是人们对事件的判断和解释。人也能够接受理性，改变自己的不合理思考和自我挫败行为。由于情绪来自思考，所以改变情绪或行为要从改变思考着手。他的合理情绪疗法就是促使患者认识自己不合理的信念以及这些信念的不良情绪后果，通过修正这些潜在的非理性信念，最终获得理性的生活哲学。

焦虑、抑郁症患者常有哪十大认知曲解？

人们对认知疗法的原理存在着许多误解。比如，过分简单地理解负性认知对抑郁症的致病作用；或者只关注抑郁症的内部认知过程，而不考虑情境或外部事件的影响。

贝克认知疗法的基本原理可以概括为以下3点：①认知过程是行为和情感的中介，人的情绪如何与其想法或"认知"有关。②情绪障碍和负性认知相互影响，互相加强，这种恶性循环是情绪障碍得以延续的原因。打破恶性循环就成为治疗的一个关键。③情绪障碍者的认知中总能发现若干认知曲解，正是这些认知曲解使人们痛苦。识别和改变这些认知曲解，必将引起人们情绪的改善。

根据研究发现，患者的认知曲解可有以下几种类型：

（1）非黑即白的绝对性思考　患者坚持一种不现实的标准，认为自己达不到这个标准，就是失败。这种思考方式导致完美主义，害怕任何错误和缺点。

案例：我必须是完美无缺的，否则就是个失败的人。

（2）任意推断　指缺乏事实根据，草率地下结论。

案例：一位高三学生仅一次模拟考试不理想，就认为"我很糟糕，高考会失败"。

（3）选择性概括　仅仅根据个别细节，不考虑其他情况，就对整个事件做出结论。这是一种"以偏概全"。

案例：盲人摸象的故事是最好的写照。

（4）过度引申　指在一个小小失误的基础上，做出关于整个人生价值的结论。

案例：我这次考试失败了，所以今后也考不好，这一辈子完了。

（5）过度夸大和过分缩小　指夸大自己的失误、缺陷的重要性，而贬抑自己的成绩或优点。

案例：一位来访者出现头晕眼花，就认为"我会晕过去的，我患了心脏病"。

（6）个人化（personalization）　指患者主动为别人的过失承担责任，将一切不幸、事故或别人生病均归因于自己的过失，引咎自责。

案例：父母离婚都是我的错，是我给他们带来了不幸。

（7）选择性消极注视　指选择一个消极的细节，并且总是记住这个细节，而忽略其他方面，以至觉得整个情境都染上了消极的色彩。

案例：如一位学生考试时答错了几道题，于是对这几道题念念不忘，甚至想到学校可能要她退学。而事实上，她考试成绩优秀。正是由于这种消极的信息选择倾向，使患者在某种情境中只让消极信息滤过，造成了不必要的烦恼。

（8）情绪推理　认为自己的消极情绪必然反映了事物的真实情况。

案例："我觉得像一个失败的人，所以我是一个失败的人。"这种"跟着感觉走"的情绪推理，阻碍了对事物真实情况的了解，使人陷于认知曲解而不能自拔。

（9）"应该倾向"　指患者常用"应该"或"必须"等词要求自己和别人。

案例："我应该做这个"，"我必须做那个"。这意味着对自己坚持一种标准，如果行为未达到这种标准，就会以"不该"这样的字眼责难自己，产生内疚、悔恨。如果别人的所作所为不合自己的期待，就会觉得失望或怨恨，认为"他不该那样"。

（10）乱贴标签　这也是一种以偏概全的形式，以为将自己的问题贴上一个标签就可以完事。

案例：他说谎，他人品有问题。

这10种类型的认知曲解是比较多见的，另外还可以列出一些。应该指出的是，几种类型的认知曲解可以在同一个患者身上出现。通过分析客观事实和负性自动想法的关系，常常可以将其中的逻辑错误揭示出来。如果医生采用"协同检验"的步骤促进患者对自动想法的诘难，包括采用"作业"的形式，发现和改变认知曲解是可以做到的。

焦虑障碍都是心理因素导致的吗，身体疾病会导致吗？

当然不是，许多躯体疾病可以表现有焦虑症状，有些甚至以首发症状或主要症状出现，表2-1简列了导致焦虑的常见躯体疾病及药物。

表2-1　引发焦虑的医学原因

内分泌系统	洋地黄
肾上腺皮质增生症	致幻剂
肾上腺皮质	神经阻滞剂
肾上腺肿瘤	类固醇药
良性肿瘤综合征	拟交感药物
库欣综合征	甲状腺素制剂
糖尿病	烟草
甲状旁腺功能亢进	乙醇（酒精）
甲状腺功能亢进	麻醉药
低血糖症	镇静催眠药
甲状腺功能减退	**心血管和循环系统**
胰岛瘤	贫血
更年期	脑缺氧症
卵巢功能失调	脑血供不足
胰腺癌	充血性心力衰竭
嗜铬细胞瘤	冠状动脉供血不足
垂体功能紊乱	心律失常
经前期综合征	高动力β肾上腺素能状态
睾丸功能缺陷	血容量过低
与药物相关的（其中包括成瘾）	二尖瓣脱垂
止痛剂	心肌梗死
抗生素	A型行为
抗胆碱能药物	**呼吸系统**
抗惊厥药	哮喘
抗抑郁药	换气过度
抗组胺剂	缺氧症
抗高血压药	肺炎
抗炎药	气胸
抗帕金森病药	肺水肿
阿司匹林	**过敏反应**
咖啡因	**多动脉炎**
化疗药物	风湿性关节炎
可卡因	系统性红斑狼疮
	颞动脉炎

续表

代谢系统的	脑炎后遗症
酸中毒	脊髓（后外侧）病变
急性间歇性卟啉病	眩晕症（包括梅尼埃病和前庭功能失调）
电解质紊乱	**胃肠道疾病**
高热	大肠炎
恶性贫血	消化性溃疡
威尔逊病	**感染性疾病**
神经系统	获得性免疫缺陷综合征
脑部肿瘤（尤其是第三脑室）	非典型病毒性肺炎
脑血管疾病	普鲁氏菌病
癫痫（尤其颞叶癫痫）	疟疾
亨廷顿病	单核细胞增多症
颅内大片损伤	肺结核
偏头痛	病毒性肝炎
多发硬化	**混合性的**
重症肌无力	肾炎
器质性脑病综合征	营养障碍
疼痛	其他恶性肿瘤
多发性神经炎	

心血管疾病患者更容易患焦虑障碍吗？

有学者对心血管科门诊连续就诊的患者进行调查，在3260例患者中，焦虑的发生率为42.5%。在心血管科最常见的冠心病和高血压人群中，焦虑的发生率分别为45.8%和47.2%。焦虑障碍成为心血管疾病患者最常见的心理障碍。

心血管疾病严重影响患者的日常生活和工作，给患者带来许多前所未有的困难，而且疾病大多需要长期治疗，甚至终身服药。患者表现出烦躁、不安，对疾病的预后较为担忧，对各种困难束手无策，因此很容易患焦虑障碍。

需要特别注意的是，焦虑障碍的许多症状如胸闷、胸痛、心慌、气短，与心血管疾病症状非常类似，大多数患者会以为心血管疾病加重或急性发作，因此恐惧惊慌，更加重了焦虑的情绪。焦虑也会导致血压的波动，交感神经系统激活，使得心血管疾病病情恶化。研究显示，发生致死性心血管事件的危险度随着焦虑水平的提高而增加。

焦虑患者常常失眠、多梦，这是为什么？

焦虑患者往往会诉说睡觉问题，或是入睡困难，或是早醒，或是多梦，或是眠浅易惊醒，甚至彻夜不眠。患者不仅感觉痛苦也影响白天的精神状态和社会功能。

简言之，失眠就是睡眠不足，一般来说，包括睡眠时间、睡眠深度及体力恢复的不足。可表现为入睡困难、频繁醒转和早醒等形式。失眠者在白天可出现精神不振、疲乏、易激惹、困倦和抑郁等表现。但如果有失眠申诉而自身感觉良好、精力充沛，那可能并非真正的失眠。失眠的原因有很多，因人而异。有些人睡前喝咖啡、饮浓茶会晚上睡不着，还有的人，会因周围声音嘈杂或是光线问题而失眠。焦虑、兴奋、恐惧等精神因素也会导致入睡困难或眠浅多梦。如很多学生在高考前因紧张焦虑出现失眠。当然一些躯体不适也会影响睡眠，如牙疼会让一个人彻夜不眠。另外失眠也可能是一些药物的不良反应或是镇静催眠药的撤药反应。

睡眠是人体所必需的，长时间的失眠会影响人体的心理生理功能。失眠者不仅会有疲劳的感觉，其情绪和行为都会受到影响（如焦虑、烦躁、注意力不集中、反应迟钝等）；因此，焦虑与失眠在临床工作中往往同时存在，互为因果，需要及时治疗。

对于做梦，它是人类正常的生理心理活动现象。人入睡后，一小部分脑细胞仍在活动，这是梦的生理基础。据研究，一个人每晚的睡眠约1/4时间在做梦。近90%的梦活动发生在异相睡眠期。所以在异相睡眠中醒来的人，感觉梦多，而在正相睡眠中醒来的人，感觉梦少。人为什么要做梦，科学工作者曾做了一些阻断人做梦的实验，发现对梦的剥夺，会导致人体一系列生理异常，如血压、脉搏、体温以及皮肤的电反应能力均有增高的趋势，自主神经系统功能有所减弱，同时还会引起一系列不良心理反应，如出现焦虑不安、紧张、易怒、感知幻觉、记忆障碍、定向障碍等。可见，正常的梦境活动，是保证机体正常活力的重要因素之一。梦是协调人体心理世界平衡的一种方式，特别是对人的注意力、情绪和认识活动有较明显的作用。另外，做梦也是学习的一部分，是条件反射的一种继续，有人在梦中解决了未能解决的问题或是找到了解决问题的线索。有人对英国剑桥大学卓有成就的学者进行调查，结果有70%的学者认为他们曾在梦中得到过启发。不过，长期处于紧张、焦虑与恐惧状态下，患者更多地在夜间睡眠中会被噩梦惊醒，反映了古人所说的"日有所思，夜有所梦"。

焦虑患者为什么会有顽固的眩晕？

一部分焦虑患者常常觉得眩晕、地板不稳晃动，因此反复求诊于神经内科及耳鼻喉科，却没有查出器质性病变。患者的感觉是，他们好像在云端或棉花上行走、飘荡，没确实踏在地板上。他们经常担心自己晕倒后，无助地躺在地板上，在众目睽睽之下靠着他人扶持，才能爬起来，甚至在紧急状态也找不到他人协助。

他们的眩晕不是脑供血不足的眩晕，也并非天旋地转的眩晕，而是摇摆不稳的眩晕。原因是慢性的肌肉紧张影响平衡器官引发眩晕，而发出报警讯号。肌肉紧张的症状也出现在身体其他部位，许多焦虑患者有剧烈的肩背痛症状，一些患者脚掌无法完全放松在地板上伸展，双脚紧绷，无法有弹性的弯曲或平衡，脊背僵硬无法弯腰等等。

焦虑患者为什么感到自己变笨了？

许多焦虑障碍患者感到记忆力减退，经常丢三落四，学习能力下降，无法系统深入思考问题，头脑一团乱麻。甚至许多老年患者担心自己患了老年痴呆症。

事实上，焦虑与能力的关系如下：过少的焦虑是我们松懈、懒散、缺乏激情。适度焦虑可以提高注意力、警觉度，激发最佳智力表现。然而焦虑障碍患者由于过度焦虑，往往注意力无法集中，思考力和行动力降低，严重焦虑时，反应迟钝，甚至身心完全瘫痪。

有哪些社会环境因素会导致社交焦虑障碍？

（1）教育与环境因素　对社交焦虑真正有影响、起作用的是教育与环境的因素。英国心理学家发现一个有趣的现象，一些社交焦虑者经常认为，只要他们在某些方面与现在有些不同，比如长得漂亮些，更苗条一点，更聪明或更风趣些，更吸引人或更性感些，更有创造性或更有想象力些，他们就不会有社交焦虑了。而有让人惊讶的事实是即使是迷人、漂亮、聪明和成功的人也存在社交焦虑。原因可能是他们受到的教育中，没有意识到这些因素可以让他们更自信。

（2）成长的经历　一个人在成长的过程中，慢慢地学会了重要的社交常识，即什么样的行为会被接受，什么样的不被认可；什么标志着别人喜欢你，而什么表示你不受欢迎；你的哪些方面被接受，哪些方面被拒绝。但如果我们错误地学习了社交知识或体验了不正确的社交感受，那么就容易产生社交焦虑。

社交焦虑者总是认为别人评判他们。并且这些"标准"都是别人制订的，对自己的行为没有信心，只交予他人去判断。他们开始害怕自己的行为会暴露自己潜在的弱点和无能的本质，而不管这些事实上到底存不存在。任何让他们觉得可能暴露自己无能和缺点的事情，都会让他们惶惶不可终日。如果这种感受已经在早期经历中占据了主导地位，那么即使只参加一次社交，也有可能促使他们产生这种消极认知。

（3）缺乏了解处理事情的方法　有些人的社交焦虑并不表现在所有的社交场合和活动中，而是有一些他不了解的一些场所。比如在餐馆中如何进餐、如何介绍他人、如何组织商业会议并主持、提出请求或如何说"不"，这些情况都有标准的、传统的规则。如果我们在社交中掌握和了解处理事情的方法，那么在交往中就可能不那么令人紧张。

在现实生活中，我们参与的许多社交，本身就没有什么规则条例，因此就不存在能用一套完整的社交规则来处理不熟悉的情况。这就要求我们去学，或可以问问别人，但如果我们不去学习这些新的规则，那么你在社交上就会永远低人一等。我们知道，社交焦虑者问题不在于他们的社交能力，而在于焦虑使他们很难充分使用这些能力。

（4）社交中的创伤经历　由于社交是一种后天获得的能力，因此在社交中的创伤性经验也会给人们留下难以忘怀的伤痕。大多数人的创伤是在学校里的经历。如受人欺负、感到被排除、感到与众不同和不被接受。另外一个人的特征也会被人嘲笑，像雀斑，大耳朵，痤疮，肥胖、短小等。

一些有社交焦虑的人，其可能有过一些非常不愉快的经历，如他曾被其他人粗暴地拒绝过，让他伤到了自尊心，以致对人产生了强烈的恐惧感或对类似的社交场合产生恐惧感。比如，我们常看到有些人能参加一个公开的、人多的活动，但他却不愿意参加另外一些活动，你可以从中看到过去创伤的痕迹。

羞怯会加重社交焦虑吗？

羞怯对社交的影响是很大的，当人们感到羞怯时，就会过度关注自己的言行举止，过于注意自己的思想和情感，忽视对周围事物的观察。显得很笨拙，如打翻饮料，踢翻桌椅，喊错称呼等等。

羞怯也使人难以与别人推心置腹地交流，难以对个人问题交换意见。即使当他们处于紧张刺激或困扰的情境中时，他们也很少寻求专业指导，很少得到周围人的支持。

许多羞怯的人对自己的羞怯感到十分惭愧，好像都是他们的错，他们常常自我责备，其实他们也有不少得意的成功之作，但他们把自己经历的好的社交情形看作幸运。而对逃避、对尴尬和丑的情景记忆犹新，他们会比一般人更多地作负面和消极的判断。

有个有趣的现象是，羞怯可能会给社交带来好处。对很多人来说，羞怯是一种具有吸引力的品质。因为羞怯会激起他们进一步了解的兴趣，好像这是一个等待解决的神秘问题，而解决这个问题会得到意想不到的奖赏。打开羞怯者寂寥的内心，渐渐获得他们的信任，会使那些给予他们帮助的朋友有一种良好的自我感觉。羞怯往往被认为是谨慎、谦逊的表现，比起那些自高自大、哗众取宠、以自我为中心、野心勃勃、欺瞒成性的品质相比好得多。

羞怯本身并无本质的危害。事实上，许多人有意识地利用自己的羞怯（真实的或造作的）来唤起别人对他们的好奇心，增加自己的魅力。羞怯是一种邀请，引人入内；羞怯是一种暗示，其后隐藏着秘密待我们去解开。人们可以多途径地利用羞涩，在陌生情景中获取社会支持系统来帮助自己立足。保持羞怯，直到有足够的信心再加入社交，确实要比胆大妄为安全得多。尤其是你担心做错时，羞怯使你有足够的时间来掌握社交基本技能，比如了解他人是怎样的人，确定自己应该如何应对，避免失礼坐到别人的位置，避免吃掉盘子中最后一颗草莓等。

焦虑患者的自卑心理是如何产生的？

遗传因素在自卑的产生中起了一定的作用，但主要与患者的成长经历有关，主要表现在以下几点：

（1）得不到父母的鼓励　童年生活中受挫，容易导致自卑的心理，其中父母是否给予鼓励是非常重要的。其实每个人在孩提的时候都有自己的志向，这志向有时与父母的想法不一致，这样，他所做的事总是很难得到父母的鼓励。有些父母，由于自己的某些志向不能实现，就会强加在孩子身上，对不能实现他的"梦想"的孩子的所有行为都可能看不惯，并给予怒斥、打击，这会导致成长后的自卑心态。

（2）达不到同龄团体的标准　儿童和少年很容易受到其他人要求的影响。特别是青少年时代，要求"与别人一致的压力"就非常强烈。如果自己没有达到你在同龄团体中的标准，这对你来说可能是一个痛苦的体验，你的自尊也会受到持续的影响。比如，如果同伴中的人都比较"苗条"，而你属于"强壮"的人，尽管你的"强壮"得到父母的肯定和老师的表扬，但你仍会感到自卑，而不愿与他们交流。

（3）家庭在社会中的地位　许多人的自卑感源于家庭在社会中的地位，比如，如果你的家庭很穷、如果你的父母的工作让别人看不起、如果你的家庭中有人犯罪或做了见不得人的事，那么这些经历将长期在你心中留下一种低人一等的感觉。一些人会社交回避，行为退缩，带有一种深深的羞愧感，认为自己是一个毫无价值的被遗弃者；有些人采用相反的方式就是攻击，经常和别人打架，荒废学业，荒废工作，甚至走上犯罪的道路。

（4）在家族中不受重视　在一个有很多同龄孩子的家族中，也许你是一位在别人眼中有着艺术才能的孩子；由于某种原因，你就是和家族模式发生冲突，达不到家族的标准，那么，你也会感到自卑。

例如，有一个患者是家族中的最小孙子，其祖父母是教师，认为孙辈能取得学术成就才是人生中最重要的事。他们有三个孙子，都有超常的艺术才能，两个大孙子，一个做了医生，另一个当了律师。这位最小的孙子有敏锐的眼光和灵巧的双手，他很会画画和素描，他的拼贴画充满了生气和色彩。尽管祖父母努力去欣赏他的艺术才能，但是他们认为学术和手工艺品在本质上有很大的区别。在这种情况下，他不到祖父母家中去，并且渐渐地不与外人接触，最后连家人也不想见面了。

（5）属于学校中的"另类" 一些人产生自卑，可能和学校的经历有密切的关系，如他的某些行为举止难以让老师和大多数同学所接受，成为"另类"。

众所周知，与所属群体不同的小孩和年轻人可能会受到别人无情的嘲笑和排斥。对大多数儿童和青少年来说，不同就是不对，这可能表现为外表上的不同；或可能是心理上的不同，如害羞、敏感；也可能表现在行为上的不同，如有着不同的口音；还可能表现是能力上的与众不同，如明显比别人聪明和学习成绩优异，或不善于学习。

与人交往时常会脸红，是怎么回事？

许多人感到在社交中出现红脸是自己社交困难和自信不足的一个信号。当然，在社交中，出现红脸的确是一件让人不舒服的事，更是一件让人尴尬的事。不少人由于自己会红脸，然后就会回避社交场合。其实，脸红与社交障碍或自信不足是有很大关系的，但也不是一定有必然的联系。一些社交技能非常好的人，自信心十分强的人，他们有时也会表现出脸红。美国纽约一电视台的"脱口秀"主持人，不管她有多大的自信，但并没有消除脸红的现象。而一些乞丐，他们向别人死皮赖脸的要东西时，并没有什么脸红现象。所以，有脸红并不一定是自信心不足的表现，也不是社交困难的信号。

根据医学的角度去理解，一个人有脸红现象，与他的面部的毛细血管有关。毛细血管越丰富，脸红的可能性就越大。从心理学的角度去理解，脸红也是一种"熟路"反应，以前常有脸红的情景，以后出现类似的情况时也会脸红。从这个方面去看，对脸红的这一现象，不一定要使它消失。其实，我们在平时的工作中也发现这么一种现象，超过85%的人感到自己脸红，其实脸并没有红，只是一种潮热，由于心理作用，觉得自己脸红了。

也有许多人，觉得自己脸红了，别人一定会注意他。于是就不敢与人交往，最担心的事就是怕别人说他脸红了。可以将有同样问题的人组织起来，做一个小小的有意思的试验：让一个自己认为主要问题是脸红的人站在台上时，然后问台下那些也是因为脸红而来训练的人，"你发现台上的人有什么问题？"他们的回答五花八门，但几乎没有人说到那人是脸红。这个实验告诉我们，没有人会像你一样注意你的脸红的问题，因为大家都有自己值得关心的事。即使是自己是脸红的人，也不会去注意别人的脸，何况那些不会脸红的人。即使真的注意了，别人也不会放在心上，即使放在心上，又有什么关系，如果别人心中喜欢你而注意你，那么你脸红又有什么关系。所以，认为别人会注意你的一举一动是件"自作多情"的事。

社交焦虑障碍的病因有哪些？

对于社交焦虑障碍的病因学研究目前主要是在对家庭因素、遗传因素、神经生物因素几个方面进行。认知行为理论和精神动力学理论也对此提出了一些假定。

（1）家庭因素　许多研究已证实家庭因素对社交焦虑障碍的形成和发展有着重要的意义。研究表明有社交焦虑障碍的儿童在他们的成长发育过程中由于受到家庭的过度限制或过度保护，使他们没有机会与社会接触并学会一些基本的社交技能。在家庭中，父母要求孩子避免某些社交行为以减少他们在教育方面的担忧。家庭中对一些场合讨论及虚拟的情境假设使他们的孩子产生回避，并使一些原本没有社交焦虑障碍的孩子对这些场景形成焦虑障碍。研究指出父母对孩子的过分限制是造成社交焦虑障碍的主要原因。在一级亲属中患有社交焦虑障碍者和一级亲属中没有任何精神障碍者相比较，其社交焦虑障碍者相比较，其发病的危险性明显增高。在家庭因素中同时存在环境和遗传因素，有研究表明对于社交焦虑障碍的形成，环境因素和遗传因素分别占2/3和1/3。

（2）遗传因素　社交焦虑障碍的遗传学研究是通过对双胞胎的调查统计来进行的。Torgersen发现在某些症状如害怕在他人或陌生人面前书写、做事或进食的相似性上同卵双生比异卵双生明显要更强。Horn在对"社交技能"和"社交仪态"的研究中发现，同卵双生的相似度分别为0.51和0.54，而在异卵双生中，其相似度分别为0.18和0.21。Kendler曾经报道在女性中，同卵双生社交焦虑障碍发生的一致率为24%，而异卵双生社交焦虑障碍发生的一致率为15%。在对社交焦虑障碍的各项影响因素的研究中发现，来自遗传因素的为0.21，来自环境因素的为0.36。故环境和遗传是社交焦虑障碍发生的最重要的两个因素。

（3）神经生物因素　神经内分泌研究中发现社交焦虑障碍的患者血液中去甲肾上腺素的水平要高于惊恐障碍和正常人水平。多方面的研究发现生长激素（GH）与社交焦虑障碍有着重要的关系，生长激素的缺乏可以引起社交训练的减少从而引起社交焦虑障碍和其他一些焦虑障碍或抑郁等精神症状。在最初的一些研究中发现，社交焦虑障碍的发生机制可能是生物递质异常，进一步的研究发现，社交焦虑障碍可能与二氧化碳、胆囊收缩素、咖啡因等的敏感性有关。社交焦虑障碍的自主神经功能的紊乱是与β受体阻滞剂影响自主神经功能有关。通过临床上选择性5-羟色胺再摄取抑制剂治疗社交焦虑障碍有明显的效果后，发现血清素水平与社交焦虑障碍有相关性，选择性5-羟色胺再摄取抑制剂通过增加细胞突触血清素含量来改善社交焦虑障碍症状。近年来采用正电子发射断层扫描（PET）和核磁共振成像（MRI）对社交恐惧患者进行脑形态学、形态测定和功能代谢三方面的研究，发现可能有一定的病理生理变化。

（4）认知行为理论和精神动力学理论　学习理论认为，社交焦虑障碍的发生与个人在社交行为或表演中获得的负性经验有关，有报道统计有58%的社交恐惧是因为在社交过程中受到过伤害。行为和认知理论对社交恐惧的病因学研究提供了重要线索，尤其是在某些社交场合下出现的阶段性反应。这些理论强调生理紧张、预期焦虑和回避行为，其主要的行为学假设为恐惧反应是学习的结果，结果是被环境或生理反应强化。认知模型则认为社交恐惧患者存在特殊的认知图式或偏见，即将事件看成是危险的和超出了个人的应对能力的；由于将境遇或社交场合看成是一种威胁或危险，从而产生回避。

精神动力学理论主要从人在婴幼儿起形成的人格特征为基础。生理需求和安全的需要得到满足时，他们的人格逐步形成并得到完善，但当个人的安全性被迫坏或扭曲时，人就会产生焦虑。社交焦虑障碍的患者往往觉得有潜在的危险于是加强"防御系统"，将诸如朋友、伙伴等可靠的关系即"安全系统"废用。特别是在童年时"安全系统"不存在或被破坏的人更容易发生社交恐惧。

从心理发展的角度如何解释强迫症状？

强迫症是焦虑障碍的一种表现形式，而弗洛伊德将焦虑定义为一种由于本我与现实、本我与超我之间的冲突而引起的弥漫性恐惧，如新生儿出生时应对内外界刺激的无能感，与母亲（主要抚养人）分离的焦虑，排便训练担心受到惩罚而失去父母之爱的焦虑，被阉割的焦虑以及超我的禁忌以及自我惩罚感发展后带来的焦虑。焦虑又可以分为真实的焦虑、神经症式的焦虑和道德焦虑。其中神经症式的焦虑是指追求本我的欲望满足而又担心受到惩罚所引起的。精神分析学派认为，强迫症状源于儿童性心理发展固着在肛门期，这一时期正是儿童进行大小便训练的时期，家长要求儿童服从于外部的规则，儿童在不得已的情况下，只能压抑自己的本我，接受约束。这一过程在儿童内心引起冲突，产生敌意，强迫症状就是此期内心冲突的外在表现。固着是精神分析学派中反复提到的防御机制之一，是指由于人格的下一步发展充满着许多的危险和焦虑，因而个体的人格发展停滞于现有的阶段，犹如长不大的男孩或女孩。

强迫症状往往具有一定的功能性，而在儿童的强迫仪式中把家庭成员牵涉在内的发生率更高，原因之一可能在于儿童的生活环境相对于成人来说更趋狭窄，他们可以控制的范围有限；儿童本身的能力有限，要单独达到一定的目的存在困难；但是不容忽视的是，这种家人牵涉入内的模式也是强迫症状的功能之一，通过一定的强迫模式，儿童达到了对家人的控制，满足了本身的需求，或者通过这样的控制行为达到了"反控制"的目的。

从行为学角度如何解释强迫症状？

行为主义学派则以两个阶段学习理论解释强迫症状发生和持续的机制。在第一阶段，通过经典的条件反射，由某种特殊情境引起焦虑。为了减轻焦虑，患者产生了逃避或回避反应，表现为强迫性仪式动作。如果借助于仪式动作或回避反应可使焦虑减轻，则在第二阶段，通过操作性条件反射，使这类强迫行为得以重复出现，持续下去。中性刺激如语言、文字、表象和思想与初始刺激伴随出现，则可进一步形成较高一级条件反射，使焦虑泛化。

认知-行为假说认为，强迫症的关键认知改变是过度的责任心。责任心被定义为是一种防止严重负性结果出现的信念。强迫行为不是直接由强迫思维引起，而是取决于患者如何评价"强迫思维"。

经典的操作性条件反射学说提出，强迫症的形成是在强烈的体验影响下，大脑皮质兴奋或者抑制过程多度紧张或相互冲突，形成了孤立的病理惰性兴奋灶，并认为强迫性对立思维和意向产生的机制与超反常有关，并用此理论成功地建立了动物实验模型。行为学派对于强迫症的病因，趋向于认为这些行为有减轻焦虑情绪的功能，Carr对成人的警醒进行了生理测验，发现强迫行为发生于自主神经活动水平较高时，通常强迫行为可将自主神经活动水平降低到休息状态时的水平。Rachman等也有类似发现，他认为尽管发生机制不清楚，但是强迫行为的保持似乎是由于可使焦虑减轻而得到强化的缘故。

强迫症的原因有哪些？

（1）生化观点　5-HT缺乏可能与强迫症（OCD）的发病有关，这一假设的支持点在于：①OCD患者血中5-HT浓度明显低于正常人，而人体血小板内5-HT浓度是与脑内5-HT作为神经递质的浓度相一致的；②经过动物实验发现氯丙米嗪是脑内5-HT回收的强力阻止剂，而氯丙米嗪能有效地治疗OCD。但是Delorme的研究发现OCD的青少年患者确实存在5-HT系统的代谢紊乱，但是研究结果并不支持5-HT缺乏说。而另一名学者Stein于2000年提出了多巴胺/5-HT功能紊乱假说，认为OCD的发病是两大神经递质系统功能紊乱的共同作用。

（2）脑影像学的发现　皮质-纹状体-丘脑-皮质环的结构与功能异常与强迫症的发病具有明显的联系，通过与正常人群的比较发现患者的苍白球体积较小而前扣带回皮质的体积偏大，也有研究发现在OCD患者未进行药物治疗前，杏仁核体积明显不对称，左侧大于右侧，而在药物治疗后左侧杏仁核的体积明显缩小，因此可以认为OCD的发病伴有明显的病理性过程，与中枢神经系统的功能密切相关，而药物治疗能使杏仁核变小，从而达到治疗的目的。随着将更先进的技术应用于研究，发现更多OCD患者神经递质代谢的异常表现，如Smith采用多断层质子磁共振光谱成像术发现OCD患者左右两侧的丘脑胆碱（一种中枢神经递质）浓度偏高。而Diler采用SPECT研究发现在服用药物治疗后，两侧尾状核、前额叶背外侧和扣带回的局部脑血流显著减少，治疗效果与尾状核局部脑血流水平相关。由于这些千丝万缕的联系，有人提出了强迫症的"眶额（皮质）-边缘-基底节（纹状体，苍白球）-丘脑"功能失调假说，而切断额叶与纹状体之间的联系能够减轻难治性强迫症症状的报道支持了这一假说。

（3）免疫机制　目前链球菌感染后的自身免疫在强迫症的发病中受到了重视，并且认为感染后自身免疫的存在使大脑功能和结构发生变化，从而在发病中扮演了重要的角色，其支持点在于OCD患儿中抗链球菌抗体及抗基底节抗体水平升高，B细胞抗原D8/17的存在，而MRI研究显示基底节体积增大，应用免疫抑制剂治疗有效。

（4）神经内分泌假说　研究根据青春前期强迫症症状增加，女性月经前强迫思维和强迫仪式动作增加，产后出现强迫行为等认为，强迫与神经内分泌有关。

焦虑障碍的神经生理检查会有哪些发现？

一般来说，焦虑症的脑电图常显示α节律较少，且多在较高频率范围。Hoehn-Saric等报道，基础状态下惊恐障碍患者前额部肌电活动较多、收缩期血压偏高、心率较快，在模拟应激状态下，肌电、收缩期血压、心率升高范围较对照组明显，而对照组的皮肤电阻反应变动范围较大。即焦虑障碍患者心血管系统的警觉性会提高、皮肤电反应的灵活性会下降。也有学者从心电的频谱分析方面揭示交感神经活动相对亢进。Birket-Smith等更加明确了惊恐障碍患者自主神经系统的适应性减弱这一观点。

对惊恐发作进行的神经生理学（采取肌电、脉搏图、皮温等项目的测定）研究发现，肌电往往有明显升高，存在较高的肌紧张程度；其他如皮温、脉搏图等也会高于正常水平。国内研究发现，焦虑症患者的心率、低频峰功率、低频峰与高频峰功率比值在静息状态下显著性高于正常对照组，提示焦虑症患者存在交感神经系统活动功能亢进，这与国外同类研究结论一致。

脑影像检查可以发现或诊断焦虑障碍吗？

可以发现有所改变，但不能用于诊断。自20世纪80年代国外就陆续有文献报道利用PET（positive electron tomography，正电子发射断层扫描，简称PET）对焦虑症的发病进行研究。在与正常对照相比，惊恐障碍患者大脑边缘系统、副海马区的葡萄糖代谢率出现异常下降，而经过苯二氮䓬类药物的治疗后，该区域的葡萄糖代谢率又可恢复正常。其他实验用影片、图像等视觉刺激或对既往伤害经历的回忆来引发不同患者（包括正常预期性焦虑、惊恐发作、社交恐惧症）的恐惧、焦虑等被动消极的情感，同时用PET观察患者大脑各区的功能情况。结果表明，无论病理形式的焦虑，还是正常形式的焦虑，均在相应脑区（额叶、颞叶、岛叶、丘脑、海马区等）观察到葡萄糖代谢率有不同程度的下降。

SPECT（single photon emission computed tomography，单光子发射型计算机断层显像，简称SPECT）对焦虑症进行神经解剖学研究也证实患者的额叶、颞叶和枕叶的rCBF（regional cerebral blood flow，局部脑血流量，简称rCBF）有不同程度的异常下降，尤其重要的是，海马区的rCBF下降是惊恐障碍患者共有的表现，提示海马结构在惊恐障碍的病理学中扮演重要角色。且这些部位rCBF和焦虑、抑郁症状严重程度呈显著负相关。在对两例接受药物治疗的患者动态观察中发现，随症状的明显改善，其双侧额、颞叶rCBF有明显改善。而在另一项对治疗组（服用苯二氮䓬类药物超过30天者）的对照研究发现，两组rCBF并无明显不同的改变。

目前一些研究已把SPECT与多种研究手段结合，通过各种化学、物理和认知刺激等因素激发患者的焦虑症状或惊恐发作，用SPECT监测激发前后rCBF变化，通过对比焦虑症发病时及治疗前后rCBF，进一步探索复杂的脑区功能变化与焦虑症发生发展的联系。

儿童焦虑障碍会导致成年患焦虑障碍吗？

目前认为，大多数儿童青少年的焦虑障碍与以后发生的焦虑障碍存在显著的相关，儿童时期起病，使儿童独立生活、学习、受高等教育的机会下降，并将预示着成年期的焦虑和抑郁的发生，同时引起社交和工作能力的严重损害。

据估计，因焦虑、恐惧症状导致了1.7%~5.4%的青少年学业受挫。学业受挫患儿的长期不良结局势必受到接受高等教育的机会减少、职业选择受限、婚姻问题、社会隔离、青少年犯罪增加以及精神障碍等诸多问题的影响。焦虑障碍患儿往往低自尊，社交隔离，交往技能缺乏。除其社会功能受损外，焦虑障碍患儿还表现出各种躯体问题，如头痛、胃痛、肠易激综合征，导致儿科就诊概率增加，造成医疗花费增加。同时患儿伴有多种心理问题，以致他们成年以后更需要精神卫生帮助。因此对患儿的早期干预不仅能改善焦虑症状及病程，并且对其成年后的身心发展也有深远的意义。

哪些环境因素会造成儿童焦虑症？

（1）家庭不和睦　家庭是孩子的避风港，家庭和睦可以培养孩子活泼聪明的天性。相反，夫妻不和会给孩子的心灵造成难以愈合的创伤，孩子的情绪会变得焦虑。家庭不和睦会使孩子痛苦难言，受伤的心灵、受压抑的性格和焦虑的情绪会使孩子万念俱灰、悲观厌世。这种焦虑状态如果不能得到调节和解脱，无形之中会毁掉一个人。

（2）家长期望值过高　望子成龙几乎是所有父母的心愿。为了能使孩子早日成才，父母处心积虑，呕心沥血，甚至"踏破铁鞋"为孩子寻觅成才的路。但是，人们往往会因情急心切、不明方向、不究方式而落得事与愿违。有些父母让孩子从3岁起背唐诗，5岁起学书法，周末要练琴，假期学绘画，动辄还要给孩子请家教。他们实施类比教育，让自己的孩子与班上学业优异的孩子比，与各方面"出类拔萃"的孩子比。这样比来比去，比垮了自家孩子的自尊心和自信心，使孩子的心灵备受折磨。沉重的心理负荷使孩子过早地患了焦虑症，不但什么都没学好，还可能无法继续完成学业。这样的结果，是父母始料不及的。

（3）考试　读书、升学、就业是家长对孩子的期望，但家长过高的期望值，会产生强烈的负面效应，给孩子造成严重的焦虑心理。这种焦虑会使孩子在考场上情绪激动紧张，甚至会因恐惧而出现怯场现象。有的孩子考前患得患失，神经紧张，不能保证必要的睡眠时间；在考场上则头昏眼花，注意力不集中，思维迟钝，严重干扰和影响了正常水平的发挥。心理学家认为：学生惧怕考试更多的是惧怕失败。有的考生心理承受能力较差，一旦头场考试失败后就担心下一场又失败，结果造成恶性循环，失分现象接踵而至。

惊恐发作的病因有哪些？

迄今为止惊恐障碍的确切病因尚未阐明，其病因及发病机制主要涉及以下方面：

　1.生物学变化

（1）乳酸盐代谢异常。

（2）肾上腺素和5-羟色胺神经受体功能失调。

（3）苯二氮䓬类受体敏感性降低。

（4）神经内分泌功能失调。

（5）局部脑血流改变。

（6）大脑皮层 α 节律电活动减少。

（7）血脑屏障渗透性降低。

2.遗传因素

（1）一级亲属的同病率为15%，而一般人群的同病率为5%。

（2）单卵双生子的同病率为50%，双卵同生子的同病率为2.5%。

3.社会心理因素

人类行为理论认为惊恐发作是在现实的特殊环境下人们获得的一种条件反射，一种恐惧反应；精神动力学认为惊恐发作是童年的精神创伤在潜意识中的反应，通过特定的神经生理途径为应急性生活事件所诱发。

4.环境假说

有研究提示，对父母依恋关系的早期破裂与此后惊恐发作的形成有关。如Tweed等报道，10岁前母亲去世的成人患惊恐障碍的比例几乎是无此早期家庭成员死亡史成人的7倍；10岁前与父母分离或分居的成人也几乎是无此早期父母分离史成人的4倍。Stein等也提出，儿童期与抚养者情感依恋关系的破裂可能是惊恐发作的危险因素之一。另外，有证据表明，在儿童和成人期经历过创伤性事件或负性生活事件往往也与惊恐障碍的发生相关。

症状篇

◆ 焦虑症状的临床表现是什么?

◆ 什么是焦虑症状群?

◆ 焦虑症状有哪些类型?

◆ 什么是广泛性焦虑障碍?

◆ 什么是惊恐障碍?

◆ ……

焦虑症状的临床表现是什么？

焦虑症状多以焦虑情绪为主要表现，患者的焦虑并非实际威胁所引起，其紧张程度与现实情况很不相称，常伴有自主神经功能失调表现（口干、头晕、胸闷、心悸、呼吸困难、出冷汗、双手震颤、厌食、便秘等）。焦虑症状是否具有临床意义，可以应用以下操作标准：

焦虑有没有明确的原因，其焦虑程度是否与所在的处境相符。一般而言，没有原因的焦虑多为病态，若患者无法控制，必须以药物、心理治疗等方式减轻症状，则基本上可考虑为是有临床意义的焦虑症状。

什么是焦虑症状群？

焦虑症状群是指一组以精神症状（担忧、紧张、不安、恐惧、不祥预感、易激惹、惊吓反应过度、注意力不集中、记忆力障碍等）、躯体症状（多汗、心悸、胸闷、胸痛、呼吸急促、上腹不适、头晕、口干等）及运动症状（震颤、小动作增多、坐立不安等）为主要临床表现的焦虑症状。

焦虑症状有哪些类型？

根据其起病形式可分为广泛性焦虑和惊恐障碍；根据其临床症状可分为精神性焦虑、躯体性焦虑、精神运动性不安和警觉性增高，也称之为焦虑症状的四大核心症状。根据其焦虑对象可分为期待性焦虑和分离性焦虑；根据其起病阶段可分为儿童期焦虑、青春期焦虑、经前期焦虑、婚前焦虑、妊娠期焦虑、产后焦虑、更年期焦虑、老年焦虑等。

什么是广泛性焦虑障碍？

广泛性焦虑障碍又称慢性焦虑或浮游性焦虑，是焦虑症最常见的表现形式，是指经常或持续地，没有明确客观对象和具体内容地提心吊胆、恐惧不安或对现实生活中的某些问题过分担心或烦恼。此病常起病缓慢，多无明显诱因，病程可迁延数年但是呈现波动性，病情常在应激时加重。患者长期感到紧张和不安，其担忧的内容通常超过两个以上不同的生活事件（比如健康、婚姻、金钱或事业前途等），因此使患者处于心烦意乱，怕有祸事降临的恐慌预感之中。临床可表现为做事心烦意乱、没有耐心；与人交往时紧张急切、极不沉稳；遇到突发事件时惊慌失措、六神无主；患者经常会朝坏处想，即便是休息时，也坐卧不宁，担心出现飞来横祸。患者如此惶惶不可终日，但其焦虑情绪又并非由于实际的威胁所致，其紧张、惊恐的程度与现实处境很不相称，患者因难以忍受又无法解脱而感到十分痛苦。

除焦虑情绪外，广泛性焦虑障碍患者常可伴有显著的自主神经症状（如头晕、心慌、心悸、胸闷、气急、口干、面部潮红或苍白、吞咽梗阻感、胃部不适、恶心、腹痛、腹胀、腹泻、尿频、出汗、震颤等）、肌肉紧张及运动性不安（搓手顿足、紧张不安、来回走动、不能静坐等）。有的患者表现为易惊吓，对外界刺激易出现惊跳反应，注意力集中困难，记忆困难、难以入睡、容易惊醒和易激惹等过分警觉表现；有的还可出现阳痿、早泄、月经紊乱和性欲缺乏等性功能障碍。

什么是惊恐障碍？

惊恐障碍亦称急性焦虑发作，是焦虑症的一种主要表现形式，是一种以反复的惊恐发作为主要原发症状的神经症。其基本特征为在没有客观危险的环境下或无明显固定诱因下，不可预测地反复出现惊恐发作，临床上常易与心脏病混淆而误诊。这种发作并不局限于任何特定的情境，具有不可预测性。发作的典型表现常是患者在日常活动中，突然出现强烈恐惧，好像即将要死去（濒死感）或即将失去理智（失控感），使患者难以忍受。同时患者感到心悸，好像心脏要从口腔跳出来，常伴有胸闷、胸痛、气急、喉头堵塞、窒息感。患者宛如濒临末日，因此惊叫、呼救或跑出室外。部分患者可伴有显著的自主神经症状，如过度换气、头晕、多汗、面部潮红或苍白、震颤、手脚麻木、胃肠道不适等，也可有人格解体、现实解体等痛苦体验。

惊恐障碍通常起病急骤，终止也较快，多10分钟内达到高峰，一般不超过1小时。发作时患者意识清晰，事后能回忆发作的经过。患者发作时可能会认为自己即将死亡，担心心脏病或中风发作，或害怕自己会发疯。以前曾经有过数次惊恐发作的患者，虽明知自己发作后可安然无恙，但由于这种强烈的不适体验，仍可出现濒死的恐惧。两次发作的间歇期，除了害怕再发作外，没有其他明显症状。但大多数患者会在间歇期因担心再次发病而紧张不安，并可出现预期性焦虑，因而常会主动回避一些活动，如不愿单独出门等。

什么是精神性焦虑？

精神性焦虑是焦虑症的核心症状，这类患者经常会有担忧、紧张、不安全、焦躁和害怕等不同程度的焦虑情绪表现。他们的情绪易激惹，注意力难以集中，对声、光都特别敏感，甚至于对电视、广播、门铃等都无法忍受。由于注意力不能集中，这些患者往往还存在着记忆困难以及记忆力减退的现象。

患者所体验的痛苦情绪与环境极不相称，或者表现为没有明确客观对象或没有具体而固定观念内容的担心和恐惧，患者常表现出伤感情绪，反复呈现不祥预感，总是担心出现最坏的结局，因而易于伤感、流泪和哭泣等。

什么是精神运动性不安？

出现精神运动性不安的患者往往曾经遇到过灾难性事件，如天灾人祸等。这种创伤记忆对其心理造成了影响，会让患者对事物产生预期性焦虑，内心深处总是担忧、害怕。他们常常会表现为表情紧张、双眉紧锁、姿势僵硬、坐卧不安、心神不宁、搓手顿足、来回走动、小动作增多、注意力无法集中等，有的患者甚至还会奔跑喊叫，不由自主地震颤或发抖。

什么是躯体性焦虑？

躯体性焦虑也是焦虑症的常见症状，多为自主神经功能紊乱的表现。通常表现为以下几个方面：

（1）呼吸系统症状　呼吸困难是躯体性症状中较突出的表现，患者常表现为主观感觉吸气不足、胸闷、呼吸不顺畅、可出现叹息样呼吸，有的患者甚至感到窒息。

（2）心血管系统症状　有的患者会感到头晕、心跳加快、血压升高；有的患者会出现心前区痛，呈针刺样或隐痛、钝痛等。这些症状可能持续几个小时，并且局部伴有压痛感；而有些患者则会表现为心慌、心悸等。

（3）神经系统症状　耳鸣、视力模糊、全身发麻、刺痛感、全身不适、头晕及晕厥感。

（4）消化系统症状　口干、无味、恶心、呕吐、腹痛、腹泻、腹胀、消化不良、大便干燥等，同时，还会感到上腹部难受，但却说不清楚具体感受及部位。

（5）泌尿系统症状　有些男性患者会出现尿频、尿急、阳痿、勃起不能、性欲冷淡；女性患者则会出现痛经、月经紊乱等。

（6）肌肉运动系统症状　比较常见的是肌肉紧张症状，如头颈、面部、四肢等部位的肌肉紧张，可引起收缩性或挤压性头痛，以前额部或后枕部比较明显，此外，还有颈部、肩、腰、背部感到疼痛、僵硬感，严重时可出现震颤、抽搐等，由于震颤可造成精细动作的困难和工作效率下降。

（7）睡眠障碍　典型症状为入睡困难，卧于床上思虑重重，辗转反侧而无法入眠，也可表现为睡眠浅、多梦、易惊醒或醒后不易再睡等。

（8）自主神经功能紊乱的其他表现　躯体性焦虑还常伴有手、足心多汗，急性发作时可出现大汗淋漓等。

什么是警觉性增高？

很多焦虑症患者无时无刻不处于警觉状态，对周围环境的每个细微动静都充满了警惕。患者总是害怕自己和亲人遭遇不测。由于种种原因，心脏跳得快了点，他们就觉得自己得了心脏病；乘坐飞机，一点动静就让他们觉得要遇到空难了等等。由于患者的警觉性增高，以至于影响了他们正常的工作以及睡眠。

什么是期待性焦虑?

期待性焦虑是指担心即将发生的事件会出现最坏的结局，时刻等待不幸的到来所表现出的消极心态。期待性焦虑最明显的特点就是对威胁情景的程度预期越大，焦虑症状就越明显。引起期待性焦虑的情景与经常不能达到目标或不能克服障碍，致使自尊心与自信心受挫，或使失败感和内疚感增强的某些活动相关。在从事这些活动之前，由于存在着挫折感，患者主观上就会认定这些活动可怕、困难重重或构成威胁，从而引起紧张不安、担忧害怕的期待性焦虑。

期待性焦虑是一种心理问题，它和在各种活动中出现的正常焦虑不同。正常的焦虑人皆有之，引起焦虑的刺激即使反复出现也可逐渐适应而最终不再引起焦虑，至少可以由于逐渐适应而减少焦虑反应。而期待性焦虑则对引起焦虑反应的活动难以适应，且有越演越烈的倾向，同时对活动的细枝末节也极为敏感，以至于终日烦躁不安而难以自拔，使人失去一切情趣和希望。

考试焦虑和婚前焦虑是比较常见的期待性焦虑，此外，期待性焦虑还多见于演员上场前、运动员比赛前、择期手术前等等。

什么是考试焦虑?

考试焦虑又称为考试恐惧，是一种常见的期待性焦虑，尤其多见于考试屡屡受挫的学生，是因考试压力引起的一种心理障碍。考试焦虑是指在考试中或考试临近时出现的焦虑情绪，使考生正常的生理和心理功能发生暂时的失调，影响其考试水平的正常发挥。而考试结束后，情绪即可恢复正常，如果不去参加考试或者没有考试的压力，则不会出现相关的焦虑情绪。患者主要表现为在迎考及考试期间出现过分担心、紧张、不安、恐惧等情绪障碍，致使注意力无法集中、记忆力下降、思维处于僵滞状态，还可伴有失眠、心跳加快、血压升高、出汗、手足发冷、消化功能减退、全身不适和自主神经系统功能失调症状，严重时还会出现"晕场"的现象。这种状态影响考生的思维广度、深度和灵活性，降低应试的注意力、记忆力，使复习及考试达不到应有的效果，甚至于无法参加考试。考生常因为无法有效控制自己的情绪和思维，对考不好的后果深感恐惧。有的考生因此反复逃避考试，甚至为此不敢上学，严重者可发展为精神障碍。

什么是分离性焦虑？

分离性焦虑主要见于儿童，多发生于3~15岁儿童，发病高峰是6~11岁。分离性焦虑是儿童时期较常见的一种情绪障碍，诱发因素包括强制性的分离，如父母的亡故、患病或离异。

分离性焦虑的依恋对象大多为父母或者与其有密切关系的人，如爷爷、奶奶、外公、外婆等。患者表现为与其依恋对象分离时深感不安，产生明显的、过度的、持久的和不现实的焦虑情绪，如烦躁不安、莫名恐惧、不安、大哭大喊、大发脾气、异常痛苦、淡漠等，过分担心依恋对象可能遇到伤害或不会归来；过分担心自己会走失、被杀害、被绑架等，以致与依恋对象离别；因不愿离开依恋对象而不想上学或拒绝上学；非常害怕一个人独处，没有依恋对象陪同则不愿外出，宁愿待在家里；没有依恋对象在身边时不愿意或拒绝上床就寝；反复做噩梦，内容与离别有关，以致夜间多次惊醒。患者常伴有自主神经系统功能的异常如头痛、头晕、恶心、呕吐等，这种焦虑表现令患者非常痛苦和伤心，并造成其许多重要功能的障碍或缺损。

儿童期焦虑的特点有哪些？

儿童时期的情绪障碍主要表现为焦虑、恐惧、强迫、羞怯等情绪异常，与儿童的发育和境遇有一定关系，但与成人的神经症不一定有连续性。焦虑是其主要的表现，这些儿童比其他儿童显得更为苦恼、不愉快、易激动、害怕，或者表现为躯体功能失调，与成人焦虑症所不同的是，儿童期的焦虑其临床症状多不典型，年龄愈小，症状就愈不典型，临床表现也较成人简单，常常会代之以行为障碍的表现形式，如无故发脾气、摔东西、哭闹、打人、自伤、注意力减低、多动等。

儿童期的焦虑障碍主要包括分离性焦虑症、广泛性焦虑症、社交恐惧症等，患儿常常表现为多种症状同时或交替出现，有时还共病有其他的精神障碍，如焦虑与抑郁、强迫与恐惧、强迫与焦虑、恐惧与焦虑等，有时甚至会有3种以上的症状混合或交替出现。

什么是儿童分离性焦虑？

分离性焦虑是儿童期焦虑最常见也是最突出的表现形式，主要原因是不愿和亲人尤其是父母分离，也可以是因为不愿离开其家庭场所或自己喜爱的玩具等物体时产生的严重的焦虑反应。多发生于3~15岁的儿童，大多在学龄前期发病，可表现为恐惧不安、害怕独自留在家中，对亲人的怀念、怕亲人一去不返，怕亲人离开后会出现意外、死亡等可怕的事情，也怕自己离开亲人后会被伤害、绑架等，因而不肯一个人睡觉。不愿上学，因为患儿不去学校，常会出现学习、社交能力的减退。有时患儿可伴有头痛、恶心、呕吐等躯体方面的症状，但经系统检查没有任何躯体障碍的证据。儿童期的分离性焦虑常不易识别，其典型症状往往要在4~5岁以后才出现，有时需要详细询问患者的内心体验及了解病史后才能明确诊断。

什么是儿童广泛性焦虑症？

儿童期的广泛性焦虑症以烦躁不安、整日紧张、无法放松为特征，不同患儿，其表现程度可以不一样，但主要还是以主观的焦虑体验、外显的不安行为和生理反应为主。患儿常表现为爱哭闹、不安、易激惹、易烦躁、好发脾气、不易安抚等。学龄期患儿还可表现为上课不安、坐不住、注意力难于集中、过分敏感多虑、过分地担心自己的社交、学业失败，最常见的是担心自己考试成绩不好。因为患儿的过分担心，常易和同学、老师发生冲突。患儿的焦虑与担心多出现在两种以上的不同场合，并表现出明知焦虑不好但无法自控，因此患儿十分矛盾，内心冲突日益明显并加剧，令其非常痛苦。部分患儿可伴有胸闷、心悸、呼吸加速、血压升高、多汗、口干、头昏、恶心、食欲下降、腹部不适、便秘、肌肉紧张、四肢发凉、睡眠障碍等躯体症状。

什么是儿童社交恐惧症？

儿童社交恐惧症指儿童持久地害怕一个或多个社交场合，当在这些场合中与陌生人交往时有自我保护意识，出现恐惧、焦虑情绪和回避行为。儿童社交恐惧症具体表现为对社交场合和与人接触的恐惧，害怕大家在公共场合关注自己；害怕当众出丑，使自己处于窘迫或难堪的状况；当处于公共场合时感到痛苦、不适、哭闹、不语或退缩。因为害怕和感到痛苦，患儿常有回避行为，往往会拒绝或不愿去自己害怕的场合，希望逃避害怕的环境，不愿意参加集体活动、体育课等。如勉强患儿去他们害怕的场合，常常表现出过分地纠缠父母、尾随父母、寸步不离，或哭喊、发脾气、冷漠。少数患儿可伴有出汗、面红、心悸、震颤、头痛、腹泻、尿频等躯体焦虑的表现。

什么是青春期焦虑症？

青春期焦虑症是指发生于青春期，以焦虑情绪反应为主要症状，同时伴有明显的自主神经系统功能紊乱的焦虑障碍。青春期是焦虑症的易发期，因为在这个时期，个体的发育加快，不但身高、体重、内脏器官迅速发育，而且出现了性发育，从而导致身心变化处于一个转折点。与性发育相应的，个体的情感和思维发育也处于一个转折点。随着性发育的加快，诸如月经初潮的开始、乳房发育、遗精和第二性征的发育，个体对自己在体态、生理和心理等方面的变化，会产生一种神秘感，甚至不知所措，这些都将对青少年的心理、情绪及行为带来很大影响。部分青春期少男少女就会出现青春期焦虑症，具体可表现为恐惧、紧张、急躁、羞涩、孤独、自卑和烦恼、心神不宁、坐立不安、神经过敏、情绪不稳、失眠、多梦等，还可能伴发头晕、头痛、失眠多梦、眩晕乏力、口干厌食、心慌气促、手抖、多汗、尿频、体重下降等症状。患者常因此而长期辗转于内科、神经科求诊，而经反复检查并没有发现任何器质性病变。

什么是经前期焦虑症？

经前期焦虑症也称为晚黄体期焦虑症，是经前期综合征的一种更严重的形式，是指育龄妇女在月经来潮前1周左右反复出现的一种焦虑障碍。常在月经来潮后即自行消失，尤其在20~30多岁的女性更多见。患者往往表现为在月经来潮前1周左右，开始出现一些明显的不适症状，如焦虑、烦躁、紧张、易怒、注意力不集中、情绪不稳定，乃至争吵、哭闹，可能还伴有头痛、水肿、乳房胀痛、恶心、呕吐、食欲改变、油性皮肤、痤疮、性欲改变等，还可伴有自主神经系统功能症状，如潮热、出汗、头昏、眩晕及心悸等，上述症状逐渐加重，至月经前最后2~3天最为严重，而月经来潮后就骤然减轻或自然消失。之后在下次月经来潮前又出现同样的症状，如此周而复始，症状的出现与消退同月经的关系基本固定。

什么是婚前焦虑症？

婚前焦虑症常见于女性，一般指结婚前的几天内突然对要结婚的事实很犹豫，不太确信自己的决定是否正确，对于婚后两个人的生活是否适应缺乏自信，这样的结果就使得患者担心自己结不了婚，因为担心而使其容易和对方吵架，这种持续性担忧越来越严重就会变成焦虑症。

目前认为，之所以会产生婚前焦虑症，主要还是因为患者在心理上没有做好进入婚姻的充分准备，当面对结婚后要与另一个人天天厮守在一起，并要承担起照顾别人和家庭的责任，这些角色的转换、生活方式的反差，致使一部分人在即将步入婚姻殿堂时感到很不习惯，并对自己的未来人生状况产生一种捉摸不定、莫名其妙的焦虑，而会在结婚前的几天内，突然对要结婚的事实很犹豫，对婚后两个人开始的生活是否适应而担心。另一方面，由于当前社会舆论对婚姻生活的一些负面宣传，过多暴露了婚姻的阴暗面，使患者在结婚前感到一种无形的压力，以致产生对婚后生活过分的忧虑和对婚姻失败的恐惧感，从而加重其焦虑症状。

什么是妊娠期焦虑症？

妊娠期焦虑症也可称之为产前焦虑，是指发生于妊娠期或由妊娠前延续至妊娠期的焦虑障碍。妊娠期的焦虑症状主要集中在胎儿的健康及临近的分娩两个问题上，通常发生在妊娠后的前3个月和最后3个月，妊娠中期一般在遇到严重妊娠并发症，或其他心理问题时才会发生。妊娠期焦虑症的临床特点与广泛性焦虑症其实质上并没有明显区别，两者均表现为过分的担忧、紧张和预期性焦虑，所不同的只是两者所焦虑的内容有所不同。妊娠期焦虑症的患者更多地是关注于胎儿，如孕妇整日忧心忡忡，担心胎儿会畸形，担心胎儿大脑发育不好，担心电脑辐射影响胎儿发育，担心多做B超影响胎儿发育，担心睡眠姿势不对影响胎儿发育，担心自己生病服药后影响胎儿发育等。妊娠期焦虑的内容还包括对分娩时的疼痛、分娩的安全、新生儿健康等内容的预期性焦虑，尤其在分娩方式的选择上，对于究竟选择顺产还是剖宫产，许多孕妇都会出现一过性焦虑症状。她们整日处于这种恐惧、害怕和紧张的情绪之中，明知道这种担心是多余的、不合理的，但就是控制不住。常常可以见到孕妇表现为紧张不安、面容焦虑、难以入睡、食欲减低。此外，在妊娠期焦虑症的患者中，也可发生惊恐发作，其表现为，在某个特定的情境中，如电梯、地铁、高处，也可不伴有特定的情境，患者突然感觉胸闷气喘、心悸、大汗淋漓、全身颤抖，3~5分钟后才逐渐好转。惊恐发作时孕妇根本无暇顾及腹中胎儿，只是感觉到自己的生命即将结束。此后，孕妇因担心下一次的发作和害怕发作时不能迅速缓解或得到充分的帮助而出现回避行为，尤其是回避发作时的类似场所。

什么是产后焦虑症?

产后焦虑症,是指通常发生在产后4周内的一种对于自身及婴儿健康过度担忧的焦虑障碍,往往与产后抑郁症相伴随。产后焦虑的内容多集中在分娩后母体的恢复以及婴儿的健康上,如担心孩子的喂养,产后自己形体的恢复,坐月子问题,与婆婆的相处问题,请保姆问题,上班后孩子的带教问题等等,部分患者也会出现对丈夫、家人、工作等出现一些不必要的担忧。临床表现为易疲劳、易激动、恐惧、紧张、不安、厌烦、主动性降低、创造性思维受损、食欲减退,性欲减低和便秘等。产后焦虑症患者与家人的关系日益紧张,对周围事情兴趣减退,严重者可出现自暴自弃、消极观念、厌食,甚至出现自杀和杀婴的念头,因而失去生活自理及照料婴儿的能力。

什么是围绝经期焦虑症?

围绝经期焦虑症是围绝经期综合征中特征性的表现,是指女性在围绝经期(一般为45~50岁)时由于女性雌激素分泌减少,整个内分泌系统平衡失调,引起全身各系统、器官的变化后所出现的焦虑障碍。患者多表现为情绪紧张、心神不宁、烦躁易怒、神经过敏、容易担忧、提心吊胆、杞人忧天、预感祸事临头等,整日担心自己的家人会遇到不幸而惶惶不可终日。除此之外,患者还会出现围绝经期综合征的潮热、出汗、心慌、头晕、尿急、阴道干燥、疲劳、失眠、关节疼痛、肢体麻木或沉重等表现。由于多种多样的临床症状和不适感,患者往往因自己身体的一些细微变化而无端猜测,怀疑自己是否患了不治之症而整日陷入烦躁、焦虑情绪之中。因为患者自己的性激素水平下降所引起的性功能减退,常会表现为对丈夫或亲人的怀疑加重,认为丈夫对自己不忠、有外遇、已经变心等。

老年期焦虑症的特点有哪些?

老年期焦虑症的表现与青壮年有相似之处,如患者常突然感到内心不安、紧张、激动、胸闷、气急、心慌、心悸等。但老年期焦虑症又有其自身的特点，主要表现为其焦虑情绪较青壮年而言可以持续更长时间，焦虑的程度并不恒定，时有波动。此外，老年期焦虑症存在相对更客观的诱发因素，如随着年龄的日渐增长，患者的身体逐渐老化与虚弱，需要更大的努力去面对死亡临近的恐惧、现实环境的改变及与子女的交流沟通等。同时，老年人尤其是独居老人，因为人际关系的缺失，与周围人的接触减少，加之其本身的日常活动也会随着年龄的增长而减少，转为关注自己身边的生活琐事，两者之间会产生较大的落差，从而令其倍感焦虑，因为无人倾诉或少人沟通，从而愈发加剧其焦虑症状。另外，老年患者往往有多种慢性疾病，如高血压、冠心病、糖尿病等，常合并使用多种药物进行治疗，来院就诊时会有多种主诉，这些慢性疾病也是造成老年期焦虑症的潜在诱因，而疾病与药物又可影响焦虑症状的进展及治疗，为老年期焦虑症的治疗增加难度，使其更为复杂化。

什么是恐惧症？

恐惧症是一种以过分和不合理地惧怕某些外界客体或处境为主的神经症，且恐惧的程度与实际危险不相称。患者对某些特殊情境、客观事物，或与人交往时，产生异乎寻常的恐惧与紧张不安的内心体验，可表现为脸红、气促、出汗、心悸、血压变化，甚至恶心、无力、昏厥等症状，因而出现回避反应。患者明知恐惧对象对自己并没有真正的威胁，明知自己的这种恐惧反应没有必要且是极不合理、不必要的，但在相同场合下仍反复出现，难以控制，不能防止其再次发作，以致极力回避所恐惧的情境或客观事物，影响其正常活动。恐惧发作时往往伴有显著的焦虑和自主神经症状如头痛、头晕、心慌、颤抖、出汗等。患者极力回避所害怕的客体或处境，或是带着畏惧去忍受，往往在接触恐惧客体或境遇之前，即为之担忧，而出现期待性焦虑。

什么是场所恐惧症？

场所恐惧症以往也称为"广场恐惧症""旷野恐惧症"或"幽室恐惧

症"，它是指对某些特定环境的期待性焦虑和对那些当焦虑产生时却无法迅速逃离的处境的回避。患者主要表现为害怕外出，害怕人群、街道、商店、剧院、餐馆等公共场所，害怕空旷的广场、田野、大海，害怕封闭的空间如电梯、电影院、教堂、课室、地铁、隧道等。患者因为担心忍受不了这些场合下将要产生的极度焦虑，因此害怕使用公共交通工具，如乘坐火车、汽车、地铁、飞机等，甚至不敢出门而整日待在家中。场所恐惧症患者多数在25~35岁时起病，女性多于男性。这类患者初期只对1~2种环境产生恐惧和回避，如乘汽车恐惧时改乘火车旅行尚能适应；只要有人陪伴，甚至与爱犬同行，尚可出门办事。若不及时治疗，随着时间推移，病情逐渐加重，症状泛化，对上述任何场所、环境都产生包围感和威胁性恐惧心理，患者因为担心在这些场所会出现焦虑甚至恐惧，又无法得到帮助而产生回避行为。

什么是特定恐惧症？

特定恐惧症指患者对某一特定的物体、情境或客体有一种不合理的恐惧，并常有回避行为，一般没有其他焦虑障碍严重。特定恐惧症所害怕的对象通常是场所恐惧或社交恐惧未包括的特定物体或情境，如怕接近某种特殊动物（如昆虫、鼠、蛇等）、怕高、怕雷电、怕黑暗、怕飞行、怕鲜血、怕打针等。虽然诱发因素各不相同，但与之接触就能引发和场所或社交恐惧症一样的惊恐发作。有些特定恐惧症（如害怕动物、黑暗或雷电等）开始于早年，许多人未经治疗也会自行消失，而另一些恐惧（如怕高、怕飞行或怕打针等）则是在以后的生活中逐渐形成的。特定恐惧症的症状往往较为恒定，多局限于某一特殊对象，如惧怕昆虫、雷电等，但在部分患者，却可能在消除了对某一特定物体的恐惧之后，又出现对新物体的恐惧。

什么是强迫症？

强迫症是一种以反复出现强迫观念、强迫意向或强迫行为等强迫症状为主要表现，以有意识的自我强迫与有意识的自我反强迫同时存在为特征的神经症。强迫症状是一种患者明知道不必要、无意义、不合理的，但反复出现的观念、表象或冲动，如反复洗涤、强迫检查、强迫询问、强迫计数等。

该病多在30岁以前发病，男多于女，常见于脑力劳动者。一般起病缓慢，病程较长，症状可持续多年或时轻时重。病前性格特征明显（主观、任性、急躁、好胜、易焦虑、自信不足、要求完美、自制能力差）、发病年龄较早和病程较长者，预后欠佳。随年龄增长，症状逐步减轻；病前无较明显精神因素、强迫性格特征不显著、病程较短、无阳性家族史者的症状也有可能自行缓解。

强迫症的临床表现主要是在思维、情绪意向和行为等方面表现出强迫症状。

（1）强迫观念　表现为反复而持久的观念、思想、印象或冲动念头，患者明知这些想法、表象或意向，如强迫疑虑，强迫对立观念和穷思竭虑的出现是不恰当、没有现实意义、不必要或多余的，却仍然表现为紧张不安和痛苦。患者意识到这些都是其自己的思想，很想摆脱，但又无能为力，因为无法摆脱而出现紧张烦恼、心烦意乱、焦虑不安，甚至会出现一些躯体症状，因而非常苦恼。

（2）强迫情绪　出现某些难以控制的不必要的担心，如担心自己丧失自制会违反法律或社会规范，会做出不道德的行为甚至是伤天害理的事，或害怕自己会发疯、会精神失常等。

（3）强迫意向　感到内心有某种强烈的内在驱使力或立即行动的冲动感，但从不表现为行为，患者明知这种念头与当时情况相违背，却不能控制这种意向的出现，从而使患者深感紧张、担心和痛苦。

（4）强迫动作　又称强迫行为，患者屈从或对抗强迫观念，为求减轻内心焦虑而表现出来的重复的、目的性的、根据特定的原则或方式进行的刻板行为或仪式动作，如强迫洗手、强迫眨眼、强迫摇头、强迫咬指甲、强迫检查、强迫计数、强迫性仪式动作等。

强迫症状多种多样，既可为某一症状单独出现，也可为数种症状同时存在。在一段时间内症状内容可相对地固定，随着时间的推移，症状内容可不断改变。患者常有不能自行克制地重复出现某种观念、意向和行为，而又无法自拔。由于强迫症状的出现，患者可伴有明显的不安和烦恼，但有强烈的求治欲望，自知力保持完整。患者体验到这些观念和意向的出现是源于自我的，但违背自己的意愿，深知这些观念、行为的持续存在没有任何现实意义，且是不必要、不合理的，虽极力抵抗，却无法控制或摆脱，从而引起强烈的紧张不安和严重的内心冲突。患者企图通过强迫行为以减轻强迫观念引起的焦虑，减轻其内心的紧张不安，意识中的自我强迫和反强迫并存，二者强烈冲突使患者的焦虑和痛苦更为加剧，并导致患者的日常生活、职业功能或人际关系受损。

什么是躯体形式障碍？

躯体形式障碍是一种以持久的担心或相信各种躯体症状的优势观念为特征，常伴有焦虑或抑郁情绪的神经症。患者因这些症状反复就医，各种医学检查阴性和医生的解释均不能打消其疑虑。即使有时躯体或实验室检查发现患者确实存在某种躯体障碍，但不能解释症状的性质、程度或是患者的痛苦与先占观念。这些躯体症状被认为是心理冲突和个性倾向所致，但对患者来说，即使症状与应激性生活事件或心理冲突密切相关，他们也拒绝探讨心理病因的可能。患者的症状常有寻求注意的色彩，当医生试图说服患者其症状为功能性或心因性时，患者往往愤愤不平。常见的是患者由一种检查到另一种检查，从一位医生到另一位医生，但久治不愈，个别患者可接受一些探查性手术。

什么是躯体化障碍？

躯体化障碍又称Briquet综合征，临床表现为多种、反复出现、经常变化的躯体不适症为主的神经症。症状可涉及身体的任何部位和器官，最常见的是各部位不明原因的疼痛，胃肠道不适，如恶心、反酸、呕吐、腹胀、打嗝等，患者还可出现气促、胸闷、心悸以及尿频、排尿困难、月经紊乱、性功能减退等症状，常存在明显的抑郁和焦虑。各种医学检查均不能发现有任何躯体障碍的证据足以解释患者的躯体症状，常导致患者反复就医和产生明显的社会功能障碍。此病多在30岁以前起病，女性多见，病程至少2年以上。

什么是未分化躯体形式障碍？

未分化躯体形式障碍是指一类临床症状类似于躯体化障碍，但不典型，或者临床表现符合躯体化障碍，但病程不足2年的神经症。患者常诉一种或多种躯体症状，症状具有多变性，其临床表现类似躯体化障碍，但构成躯体化障碍的典型性不够，其症状涉及的部位不如躯体化障碍广泛，也不那么丰富。病程在半年以上，但不足2年。

什么是疑病障碍？

疑病障碍又称疑病症，是指患者以担心或相信自己患有某种严重躯体疾病的持久性优势观念为主，因此反复就医，各种医学检查阴性和医生的解释均不能打消其疑虑。主要临床表现是担心或相信自己身患重病，其对躯体症状的关注程度与实际健康状况很不相称。有的患者确实存在某些躯体疾病，但不能确切解释患者所述症状的性质、程度或患者的痛苦与优势观念。对身体畸形（虽然根据不足甚至毫无根据）的疑虑或先占观念（又称躯体变形障碍）也属于本症。

不同疑病障碍患者的症状表现不尽一致，有的主要表现为疑病性不适感，常伴有明显焦虑抑郁情绪；有的疑病观念突出，而躯体不适或心境变化不显著。有的怀疑的疾病较模糊或较广泛，有的则较单一或具体。患者的疑病观念很牢固，虽然缺乏充分根据，但不是妄想，也从未达到荒谬的程度。患者大多知道患病的证据不充分，但同时又坚信自己患有该种疾病，因而希望通过反复的检查以明确诊断并进一步治疗。患者常为自己所罹患的某种疾病感到苦恼，而非对疾病的后果或继发性社会效应感到苦恼。

什么是躯体形式自主神经功能紊乱？

躯体形式自主神经功能紊乱是一种主要表现为受自主神经支配的器官系统（如心血管、胃肠道、呼吸系统）发生躯体障碍所致的神经症样综合征。临床表现以自主神经兴奋症状，如心悸、出汗、脸红、震颤等为主，这些症状的出现是自主神经受累所致。在此基础上，又出现更具有个体特征的主观症状，如胸痛、呃逆、胃肠胀气、过度换气、上腹部烧灼感或搅拌感、极易疲劳、尿频或排尿困难以及肿胀感、沉重感或紧束感等。这些症状功能是受自主神经支配和控制的器官系统的功能障碍所致，而并非有关器官系统发生了病理性的躯体障碍，但患者却坚持将症状归咎于某一特定的器官或系统。

什么是躯体形式的疼痛障碍？

躯体形式的疼痛障碍是一种不能用生理过程或躯体障碍予以合理解释的、持续而严重的疼痛，患者常感到痛苦，并引起社会功能受损。发病高峰年龄为30~50岁，女性多见。情绪冲突或心理社会问题直接导致了疼痛的发生，患者常以疼痛为主诉而反复就医，医学检查不能发现相应主诉的部位有临床意义的器质性变化，亦不能用生理过程或病理性的躯体障碍予以合理解释。临床表现为各种持续的、严重的疼痛，病程常迁延，至少持续6个月以上，且是强烈的、突出的。常见的疼痛部位是头痛、非典型面部痛苦、腰背痛和慢性的盆腔痛，疼痛可位于体表、深部组织或内脏器官，性质可为钝痛、胀痛、酸痛或锐痛。

什么是急性应激障碍？

急性应激障碍又称急性心因性反应，是指在剧烈的、严重的、异乎寻常的精神刺激或生活事件（火灾、地震、交通事故、亲人死亡等）或持续困难处境（如家庭不睦、邻里纠纷、工作严重挫折、长期与外界隔离等）的作用下引发的精神障碍。多数患者的发病在时间上与精神刺激有关，症状与精神刺激的内容有关。常急性或亚急性起病，一般在异乎寻常的应激源的刺激下于若干分钟至若干小时内出现，大多历时短暂，症状持续数小时至1周后开始减轻，最多不超过1个月。经适当治疗后往往预后良好，一般无人格缺陷。

急性应激障碍临床表现随着距离应激事件的时间不同而有所变化，发病初期以茫然、表情呆滞、注意狭窄、意识清晰度下降、定向困难、不能理会外界的刺激为特点，多历时数分钟或数小时后恢复正常；随后，患者的症状会变得具有多样性，患者可表现为继续对周围环境的茫然或出现意识障碍、木僵，也可表现为激越、愤怒、恐惧性焦虑、紧张、动作杂乱、躁动不安、冲动毁物等，事后不能全部回忆，同时患者还可出现自主神经系统亢奋症状，如心动过速、震颤、出汗、面色潮红、呼吸急促等。这些症状往往在24~48小时后开始减轻，一般持续时间不超过3天。

什么是创伤后应激障碍？

创伤后应激障碍又称延迟性心因性反应，是指在遭受强烈的、突发性、异乎寻常的威胁或灾难性生活事件之后，导致个体延迟出现（多在遭受创伤后几日至数月）和长期持续（至少1个月以上）的精神障碍。导致创伤后应激障碍的创伤事件可以是来自躯体的或情感的，可以是单独的或重复的，可以是直接经历或间接经历的，范围可以是战争、强奸、虐待、暴力袭击、绑架、重大交通事故、目睹他人惨死等生活事件，也可以是地震、洪水、海啸等自然灾害。患者在经历创伤事件后，对该事件常反复体验，并处于高度的警觉状态和避免引起相关刺激的回避行为，引起主观上的痛苦和社会功能障碍。

创伤后应激障碍的主要表现为，创伤性体验反复重现，不断地闯入回忆，控制不住地回想受打击的经历，白天的想象或梦中反复再现创伤，反复发生触景生情式的精神痛苦，如目睹死者遗物、旧地重游、周年日等情况下会引起强烈的痛苦；持续的警觉性增高，易惊醒、难以入睡、集中注意困难、坐立不安、过分的惊跳反应、易激惹，遇到与创伤事件有些近似的情况会产生明显的生理反应，如心跳、出汗、面色苍白等；情感麻木，兴趣减少，行为退缩，对未来失去希望，持续回避可能唤起创伤回忆的刺激，如避免参加能引起痛苦回忆的活动，或不到会引起痛苦回忆的地方去；患者常伴发自主神经过度兴奋症状，表现为过度警觉、惊跳反应、失眠、焦虑和抑郁，自杀观念也较常见。部分患者会出现对创伤性经历的选择性遗忘以及创伤事件后的过度饮酒和药物依赖等。

什么是神经性贪食？

神经性贪食是一种进食障碍，其特征为反复发作（至少每周2次）和不可抗拒的摄食欲望及多食或暴食行为，患者有担心发胖的恐惧心理，常采取诸如引吐、导泻、剧烈运动或禁食等不当措施以消除暴食引起的发胖，使得体重变化并不明显的一种疾病。其患者群主要是女性，发病年龄多在18~20岁，男性少见。神经性贪食可与神经性厌食交替出现，两者具有相似的病理心理机制及性别、年龄分布。多数患者是神经性厌食的延续者，发病年龄较神经性厌食晚。本症并非神经系统器质性病变所致的暴食，也不是癫痫、精神分裂症等精神障碍继发的暴食。

神经性贪食症患者的暴食障碍往往是从尝试迅速减肥开始，患者全神贯注于减肥，逐渐歪曲对自身体像的认识，继之突发暴食，并常伴有情绪低落和强烈的自责自罪感。患者多表现为反复发作、自己无法控制的暴饮暴食行为，并在极短的时间里，摄取大量的食物，多数人喜欢选择使用高热量的松软甜食，如蛋糕、巧克力等，并有不能控制的饮食感觉，自己明知不对却无法控制。患者摄入食物的热量可大大超过正常人的1500~2000卡，达到5000卡以上。在发作期间，为避免长胖、避免体重增加，患者又常反复采用不适当的代偿行为包括自我诱发呕吐、滥用泻药、剧烈运动、间歇进食、使用厌食剂等。暴食与代偿行为一起出现，且长时间持续，可能会造成水电解质紊乱，常见的有低血钾、低血钠、代谢性碱中毒、代谢性酸中毒、心律失常、胃肠道损害等，严重者甚至会出现明显的神经内分泌功能异常，如闭经、性器官的发育障碍等。

神经性贪食症患者的行为常常具有冲动性，除冲动性进食行为外，还可表现为冲动性购物，在超级市场中无法自控地吃、拿食物，给患者造成极大的困扰。

什么是焦虑障碍的共病现象？

共病的概念来源于美国耶鲁大学 Feinstein A 的《慢性疾病和共病治疗前分类》的研究报告。当时的共病定义是"病因不同的疾病同时发生在一个患者身上"，现在我们也可简单理解为是"一段时间内同一患者患有两种或两种以上的不同疾病"。随着美国 DSM- Ⅲ 多轴诊断的使用，共病的概念也在精神科开始引用、发展，并且近几年逐渐流行。

目前发现，焦虑障碍也存在着各种各样的共病现象，其主要有以下三种形式：焦虑症与其他焦虑谱系障碍中的疾病共病，如焦虑症与强迫症、焦虑症与恐惧症；焦虑症与其他精神科疾病共病，如焦虑与抑郁症、焦虑症与进食障碍等；焦虑症与躯体障碍共病，如焦虑症与高血压、焦虑症与溃疡病等。

什么是焦虑和抑郁障碍共病？

焦虑和抑郁障碍共病是指患者同时存在焦虑和抑郁障碍，且两组症状分别考虑时均符合相应的诊断标准。焦虑和抑郁障碍共病是目前精神科领域中研究最多也是最为常见的共病，资料显示，目前焦虑障碍与抑郁障碍的共病率达19.2%~80%，其中前者50%伴有抑郁，后者60%~90%伴有焦虑。

焦虑抑郁共病与单纯焦虑或抑郁障碍相比具有症状重、病程慢性化、社会功能损害重、自杀率高和预后差等特征。主要表现为：共病患者主诉较多，主观感觉痛苦，表现出的焦虑抑郁症状更加严重，自评症状明显高于其本身实际情况；共病患者的各种躯体症状尤为突出，临床表现复杂，致使其焦虑和抑郁的情绪似乎更多地表现为对自身躯体生理障碍的担忧；共病患者常年龄较大，起病急，且症状多不典型，易反复；多数共病患者所表现出来的悲观、消沉、疲乏、无能及忧虑、不安、恐惧、疑惑等症状较单一的焦虑或抑郁症状重，且症状相互重叠，增加自杀的危险性；共病患者病程多数呈慢性迁延，容易反复发作或加剧，疗效不稳定，不经治疗难以自愈；共病患者往往在精神科治疗之前，先行在内科、神经内科、中医科之间周转，各种医学检查过多过频，容易产生医源性心理负担，多科用药合并服用机会增多，容易产生药物间的相互干扰，增加了药物不良反应的发生；因为就诊科室较多，不少患者长期服用多种抗焦虑药物，往往存在对抗焦虑药物的耐受和依赖性，从而延缓其症状的缓解；因为患者久久无法摆脱精神心理上的痛苦，致使其对医生的处方不够信任，治疗依从性差。

什么是混合性焦虑与抑郁障碍？

混合性焦虑与抑郁障碍是国际疾病分类第10版（ICD-10）提出的一个诊断分类概念，ICD-10将此表述为：同时存在焦虑和抑郁症状，但两组症状单独考虑时均未能达到做出诊断的程度。这是一个在实际应用中比较模糊的临床诊断概念，ICD-10并未提出明确的诊断标准。CCMD-3工作组认为一个患者出现的焦虑并抑郁症状均很轻微时，可能的诊断如下：①比诊断"轻抑郁"还要轻的抑郁症状，并有明显的焦虑症状时，一般应考虑以焦虑为主的相关诊断。②如果此时焦虑的程度，也达不到以焦虑为主的相关精神障碍诊断标准，建议作"待观察"的诊断，以便今后诊治时参考，故CCMD-3不采用本名词。但CCMD-3中适应障碍第4位编码有一个"混合性焦虑状态"的诊断名称，指符合适应障碍的诊断标准，主要症状为混合性焦虑抑郁情绪障碍的适应障碍，但并未具体阐明。

什么是焦虑和躯体障碍共病？

焦虑和躯体障碍共病就是指患者在具有明显焦虑症状的同时还罹患有其他躯体障碍的状态，焦虑和躯体障碍的共病现象目前多见于各种心身疾病或身心疾病之中。比较常见的焦虑和躯体障碍共病有：肿瘤、急性心肌梗死、原发性高血压、冠心病、阵发性心动过速、哮喘、溃疡病、糖尿病、甲状腺功能亢进等。

焦虑和躯体障碍共病，对于现代人的身心健康、生活质量和社会功能的发挥均构成了重大威胁，故焦虑和躯体障碍共病的研究已引起临床医师和政府部门的重视。

什么是心身疾病？

心身疾病又称心理生理疾病，是指那些心理社会因素在疾病的发生、发展、预后、转归以及预防和治疗中起主导作用的有躯体病理变化的疾病，也包括由于情绪反应引起的各种症状群或生理功能障碍。心身疾病可以被认为是介于躯体疾病与神经症之间的一类疾病，它是一种生理上的躯体疾病，但又与一般的生理疾病不同，而且也不同于神经症，因为神经症往往找不到具体的器质性改变。

心身疾病目前包含的范围相当广泛，常见的心身疾病有如下几种：

（1）心血管系统的心身疾病　原发性高血压、冠心病、冠状动脉痉挛、神经性心绞痛、阵发性心动过速、功能性早搏、原发性循环动力过度症等。

（2）呼吸系统的心身疾病　支气管哮喘、过敏性鼻炎、过度换气综合征、神经性咳嗽、心因性呼吸困难、喉头痉挛等。

（3）消化系统的心身疾病　消化性溃疡、溃疡性结肠炎、部分慢性胃炎、过敏性结肠炎、食管痉挛、贲门或幽门痉挛、反胃症、反酸症、神经性厌食、神经性呕吐、心因性多食症、习惯性便秘、直肠刺激综合征、腹部饱胀感等。

（4）内分泌系统的心身疾病　肥胖症、糖尿病、神经性低血糖、心因性尿崩症、心因性烦渴、甲状腺功能亢进等。

（5）泌尿生殖系统的心身疾病　夜尿症、神经性多尿症、过敏性膀胱炎、原发性性功能障碍（阳痿、早泄、性欲低下等）、尿道综合征等。

（6）神经系统的心身疾病　偏头痛、肌肉收缩性头痛、自主神经功能紊乱、心因性知觉障碍、心因性运动障碍、慢性疲劳综合征、面肌痉挛等。

（7）妇产科的心身疾病　痛经、原发性闭经、假孕、月经失调、功能性子宫出血、心因性不孕症、原发性外阴瘙痒症、泌乳障碍等。

（8）骨骼肌肉系统的心身疾病　类风湿性关节炎、全身肌痛症、脊柱过敏症、书写痉挛、痉挛性斜颈等。

（9）皮肤科常见的心身疾病 神经性皮炎、原发性皮肤瘙痒症、斑秃、多汗症、慢性荨麻疹、过敏性皮炎、慢性湿疹、银屑病等。

（10）五官科常见的心身疾病 眩晕综合征、嗅觉异常、过敏性鼻炎、咽喉异感症、神经性耳鸣、神经性耳聋、晕动症等。

（11）眼科常见的心身疾病 原发性青光眼、飞蚊症、心因性溢泪、眼肌疲劳、眼睑痉挛、眼睑下垂等。

（12）口腔科常见的心身疾病 特发性舌痛症、口臭、口腔黏膜溃疡、部分口腔炎、心因性牙痛、口腔异物感等。

（13）儿科常见的心身疾病 哮喘、心因性拒食、神经性腹痛、遗粪症、遗尿症、神经性尿频、心因性发热、夜惊症、口吃、睡眠障碍、心因性咳嗽等。

（14）老年病科常见的心身疾病 老年冠心病、老年原发性高血压、老年心律失常、老年脑血管病、老年性甲状腺功能亢进、部分老年癌症、老年尿失禁、老年神经症等。

以上各种疾病中，一般认为原发性高血压、冠心病、哮喘和溃疡病是最为典型的心身疾病。

什么是身心疾病？

身心疾病，是指人的身体因生理改变而导致心理和行为上发生的变化。如妇女围绝经期综合征，由于卵巢逐渐老化、功能衰退、分泌雌激素减少，进而引发心理行为的变化，出现心烦易怒、潮热汗出、血压升高等症状。还有常见的阿尔茨海默病、脑血管病后遗症患者出现的易怒、时哭时笑、焦虑抑郁等精神现象。患身心疾病的人，其心理行为的变化，往往不受自我意识的控制。

需要注意的是，心身疾病和身心疾病两个概念，乍看起来好像没有多大的区别，其实不然，这两个概念还是有着比较明显的区别的，心身疾病不是身心疾病，它们的主要区别在于发病的过程不一样。

从发病过程上看，心身疾病是由于患者对自身的认识发生了改变，导致心理状态不平衡、心境恶化，并进一步影响到身体的生理变化，从而导致身体上的疾病。心理、环境、社会因素以及生活事件中个体不能耐受的严重客观事件，是心身疾病患病的外部条件，而性格缺陷、人格障碍等，则是引发心身疾病的内因与基础。心身疾病具有内因与外因交错影响及联合作用的特点。

与之相反，身心疾病是因为人的机体发生了生理改变而引发了个体心理、行为上的变化，如阿尔茨海默病、经前精神紧张、围绝经期综合征等。这些生理变化所导致的心理、行为变化与当事人的社会认识无关，也与当事人对自身的认识无关，其心理、行为的变化不受自我意识的控制。

原发性高血压患者常有焦虑症状吗?

原发性高血压是一种慢性疾病，几乎每一个高血压患者都经历过血压不降和血压波动的过程，无论是在经济上还是心理上都为患者带来很大的负担。同时，由于原发性高血压易反复发作，疾病导致的躯体不适和心理负担也给患者带来一定程度的负性情绪障碍，临床上最常见的负性情绪障碍就是焦虑和抑郁情绪。紧张和焦虑情绪在一定程度上可影响原发性高血压的发生和发展，Markovitz等报道，有明显焦虑症者可显著增加高血压发生和发展的危险度，焦虑通过增加心脏输出和血管阻力导致血压的一过性升高。Jonas等报道，明显的焦虑情绪是高血压发生发展的一个独立的预报因素，并可影响降压药物的疗效。通过缓解高血压患者的焦虑情绪，可有利于控制患者的血压，并改善患者的预后。

大量的病例对照研究已经证明了焦虑与高血压之间的关系，焦虑患者的高血压和心血管事件的死亡率增高。Sabrina等的研究中，焦虑分为四级的男性患者高血压的患病率是焦虑分为一级的3.6倍，女性中则更高，为6.8倍；相应的高血压人群中的焦虑水平也比较高。

焦虑与高血压两者相互促进，甚至形成恶性循环。

随着社会竞争的日趋激烈、老龄化社会的到来以及人们生活水平的提高，罹患高血压的人数将越来越多，而高血压又因其不良的预后及较高的猝死率引起患者极高的恐惧和不安，其中焦虑情绪在高血压患者中的发生率越来越高。所以在临床工作中，高血压患者的焦虑情绪不容忽视，要求临床医护工作者了解原发性高血压患者的心理症状，有的放矢地指导患者采取有效的应对方式，对伴有焦虑症状的原发性高血压患者除应用常规降压药物治疗外，还应给予抗焦虑药物治疗，这不仅有利于血压控制，也有利于躯体疾病的改善，从而提高患者的生活质量，降低医疗费用，使得我国有限的卫生资源得到充分利用，积极应对我国老龄化社会的挑战。

冠心病患者常有焦虑症状吗？

随着我国人民生活水平的提高及社会人口老龄化，冠心病的发病率在中老年人群中呈上升趋势。冠心病发生后患者常出现复杂的心理反应，尤以焦虑为最常见，其次是抑郁，焦虑、抑郁的情绪状态直接影响疾病的治疗和恢复。

大量的研究结果表明，在冠心病患者当中，其焦虑症患病率高达40%~70%。国外Cassem等在心脏监护病房发现有80%左右的患者存在焦虑。而Kwaehi和Colditz等发现，伴有明显焦虑情绪的患者发生致命性冠心病事件和猝死的危险增高，其危险随焦虑程度的增高而增加。

患者主要表现为对冠心病及长期治疗的担忧顾虑，又害怕长期患病治疗造成的生活质量下降及由此带来的沉重经济负担。在恢复期，患者通常会担忧将来社会功能的缺损，对自己是否能再创经济效益，或成为家庭的累赘而忧心忡忡。如果患者的冠心病症状严重，需要进行手术治疗，则患者又表现为对介入手术知识体系缺乏，害怕手术带来的疼痛或其他不适。

随着手术日期接近，患者的紧张、焦虑、恐惧加剧，从而引起患者生理和心理上的不良反应、生命体征变化甚至疼痛阈值增高。

支气管哮喘患者常有焦虑症状吗？

支气管哮喘是最常见的、反复发作的、危害身心健康的一种慢性呼吸道疾病，已成为严重的公共卫生问题而受到世界各国极大关注。不可预料的突发性呼吸困难是支气管哮喘的主要特征，哮喘发作时产生的通气障碍和脑供氧不足，使患儿产生窒息感，持续、反复地发作，尤其是面临发作时又束手无策，造成患者紧张和恐惧，由此又可加重哮喘的发作，对以后哮喘的发作产生负面效应。因此对于支气管哮喘患者而言，哮喘发作是一个持续存在的威胁。当哮喘发作出现呼吸困难、喘息和咳嗽等症状时，患者就会出现紧张、不安等焦虑情绪的主观体验。患者认为这种哮喘发作是不能控制的，担心随时发作而心理负担重。疾病的限制导致患者的社会活动减少，由于哮喘的反复发作对学业的影响加上社会竞争压力增大，以及家庭、社会支持不够，使患者处于紧张状态中，引发焦虑情绪。即使在缓解期，由于惧怕再次发作，患者仍然会有焦虑情绪。

有研究表明，支气管哮喘患者的焦虑既是哮喘发作的结果，也是哮喘发作的重要诱因，焦虑与哮喘发作可相互作用和影响，形成恶性循环。在哮喘患者中，焦虑程度增高会使患者夸大、歪曲某些疾病症状的主观感受。研究发现，焦虑程度与呼吸困难的主观感受呈正相关，焦虑程度高的哮喘患者主观感受的呼吸困难与客观的气道狭窄并不一致，从而会引起对疾病严重程度的过高估计。数据显示，伴有焦虑症状的哮喘患者，短期住院的次数比无焦虑症状患者高3倍。也有研究发现，焦虑水平增高会使患者注意不到气道狭窄的警告信号而延误处理的最佳时机。

此外，支气管哮喘不同于一般的心身疾病，虽然支气管哮喘在任何年龄都有可能发病，但半数以上的是在12岁以前起病，由此给家庭经济带来严重的负担，可使患儿和家长均产生不同程度的焦虑情绪，且家长的焦虑与患儿的焦虑情绪存在正相关。哮喘可影响患儿的学习、成长和整个社会化过程。因此支气管哮喘儿童比健康儿童在人格形成过程中更容易出现焦虑倾向，成长后其焦虑症的患病风险也大大高于一般健康人群。

消化性溃疡患者常有焦虑症状吗？

消化性溃疡是一种常见的慢性胃肠道疾病，有反复发作的倾向，严重影响人类的健康。研究发现，消化性溃疡患者中普遍存在着焦虑情绪，焦虑程度在消化性溃疡的发展及转归中起着重要的作用，不稳定和焦虑情绪状态是消化性溃疡难以愈合的重要心理因素。Haug曾对100例消化性溃疡患者调查，发现以消化不良为首要症状者仅为26例，而以焦虑为首要症状者却占2/3。著名生理学家巴甫洛夫的研究也证实，情绪的紧张焦虑，会使人胃部的血液减少，胃黏膜变得苍白，胃液分泌失调，从而导致胃及十二指肠溃疡病的发生。

肿瘤患者常有焦虑障碍吗？

20世纪70年代中期，一门既涉及肿瘤学又涉及心理学、社会学以及伦理学的新兴交叉学科诞生——心理社会肿瘤学：癌症患者常见的精神障碍包括焦虑障碍、抑郁障碍和谵妄。焦虑和抑郁会导致患癌的风险增加13%，因癌症死亡的风险增加27%。应激易感人格、不良的应对方式、负性的情绪反应以及生活质量差的人，患癌的风险更高，癌症生存期更短，死亡率更高。

焦虑障碍在癌症患者中很常见。神经内分泌肿瘤如嗜铬细胞瘤、小细胞肺癌、甲状腺癌也可引起焦虑。一些抗癌治疗药物如干扰素可以导致焦虑和惊恐发作，化疗前常使用的类固醇激素可以引起情绪不稳和躁动不安，周期性化疗中会出现预期性焦虑，恶心或呕吐，突然停用大量酒精饮料、麻醉性镇痛剂、镇静催眠剂会导致焦虑。

焦虑是癌症患者在预感要发生不良后果时出现的一种复杂的心理反应，主要特征是恐惧和担心。焦虑在癌症患者中普遍存在，一般出现在患者得知自己患了癌症后的早期、病情有恶化和复发时，主要表现为烦躁不安、感觉过敏、出汗、心悸、厌食、恶心和腹部不适等。引起焦虑的原因首先是患者害怕癌症可能夺走自己的生命。虽然随着医学科学技术的发展，癌症已不等于死亡，但就总体上说，癌症仍然是人类死亡的主要原因之一，加上患者耳闻目睹癌症可怕的情景，产生恐惧感是很自然的。面对威胁生命的疾病，焦虑是一种正常的反应，它通常在两周内逐渐消失，若焦虑症状持续存在，则会发展为焦虑障碍。焦虑障碍患率的范围在10%~30%。

极度焦虑、悲伤会引发功能失调性子宫出血吗？

答案是肯定的！子宫会因极度焦虑、悲伤而哭泣！

在《圣经》故事中记载着这样一件事：有一位妇女子宫一直出血已12年，她找了很多医生看病几乎耗尽了她所有的财产，都没有见效，子宫出血非但不停，且越来越严重，她很痛苦。有一天，她听说耶稣要在某一个地方布道，她就赶去，挤在耶稣后面的人群里，上去摸了一下耶稣的衣袍。因为她说过："假如我能见到耶稣，哪怕只摸一下耶稣的衣袍，我的病就会全好了。"奇怪的是在她摸了耶稣的衣袍以后，子宫出血立刻停止，而且马上从内心感觉到她的病完全好了。据说这是真实的事情，发生在靠近伽利略海的一个镇上。当代一位叫海曼（M.Heiman）的美国医生还到了那个地方。他说这是历史上有记载的第一例妇女功能性子宫出血的治疗。心身医学和循证医学认为：这故事的真实性是毋庸置疑的！

功能失调性子宫出血简称功血，经检查内、外生殖器官无明显器质性病变，是由于下丘脑–垂体–卵巢轴功能失调引起的异常子宫出血，表现为月经周期、行经时间、月经量失去规律性，出血少时患者可以没有任何自觉症状，出血多时会出现头晕、乏力、心悸等贫血症状。引起功能失调性子宫出血常见的因素有精神创伤、过度紧张、情绪变化、环境气候变化、过度劳累、营养不良、代谢紊乱等，这些因素通过中枢神经系统影响了下丘脑–垂体–卵巢轴功能调节，使得卵巢功能失调，性激素分泌异常，从而影响靶器官子宫内膜的周期性变化，外显的症状是月经紊乱。

在这些情感变动而导致子宫功能性出血的事例中，有一种情况还未引起人们的注意：就是妇女与她所爱的亲人分离，如亲人死亡、孩子离家独立生活等，因而感到极度悲伤时，就立刻出现子宫出血，持续不止，直到悲伤的心情完全消除，才恢复正常的月经周期。这种出血如按一般子宫功能性出血对待，用激素和止血药物治疗不会有效。因为这种出血并不完全是通过通常调节月经的下丘脑–垂体前叶–卵巢内分泌轴的变化而变化。它是通过应激反应刺激自主神经系统控制。有人观测到这种子宫出血是由于子宫内膜组织学变化，发现出血可以出现在月经期任何一个阶段的子宫内膜上，这就不是激素变化能够完全解释的。海曼医生发现他工作的医院妇科病房里有25位患有子宫功能性出血的患者，其中18位患者在子宫出血以前有与亲人分离而感到很难过的病史。他称这种现象为"离别性子宫出血"。当一个人经受亲人离别的悲伤时，在全身各部位都可引起反应。眼睛的反应是禁不住流泪，甚至放声哭泣。而子宫的反应就是流血。所以海曼医生说："离别性子宫出血是子宫因悲伤而哭泣。"

对这种出血的治疗，主要是要医治好离别造成的心灵创伤。

国外报告称，70%的功血患者有情绪障碍和性生活不和谐。由于过度紧张、突然生活事件、重大的精神创伤、生活环境和方式的改变，大脑皮质引起下丘脑—垂体—卵巢轴的调节机制失常，进而影响到子宫内膜，导致子宫出血。研究发现，性格内向执拗、感情脆弱，易偏听偏信，不听劝阻的女性易患此病。

心病还需心药医，由情绪引发的功血，还需心理呵护、心理治疗！

诊断与鉴别诊断篇

◆ 医生如何诊断焦虑症?

◆ ICD-10关于场所恐惧症的诊断要点是什么?

◆ ICD-10关于社交恐惧症的诊断要点是什么?

◆ ICD-10关于特定的（孤立的）恐惧症的诊断
  要点是什么?

◆ ICD-10关于惊恐障碍（间歇发作性焦虑）的诊断
  要点是什么?

◆ ……

医生如何诊断焦虑症？

焦虑症的诊断主要依据病史及精神检查，一般来说一名患者在一段时期内持续表现焦虑情绪或有典型的急性焦虑发作，并且伴有紧张不安，广泛的躯体不适感和自主神经功能紊乱，这时应考虑焦虑症的可能。焦虑症可由精神因素诱发，或并无明显诱因，甚至患者本人也不明确为什么紧张不安。在考虑焦虑症诊断时要首先排除其他疾病伴发的焦虑症状。通常考虑以下两点：

（1）焦虑症状是否与躯体疾病有关：如心血管系统疾病（心绞痛、二尖瓣脱垂）、呼吸系统疾病（急性哮喘发作、反复性肺梗死等）、内分泌系统疾病（甲状腺功能亢进、低血糖、Cushing综合征等）、神经系统疾病（癫痫、脑器质性精神障碍的早期等）。由于这些原因，增设了器质性焦虑综合征这一亚型。

（2）焦虑是否为其他精神障碍的症状：表现为急慢性焦虑症状的躯体疾病涉及许多系统，如神经衰弱（又称慢性疲劳综合征）表现为易疲劳、易兴奋，用脑后疲乏不堪，注意力不集中，思维能力降低或活动后筋疲力尽、肌肉酸痛，但焦虑、抑郁的严重性及持续时间皆不足以达到符合诊断标准的程度。这种病症由于迁延不愈，患者感到内心痛苦，常主动求治，日常生活不受明显影响。

因此，纵向的病史调查，横向的症状评估，对于焦虑症的诊断非常重要。同时相关辅助检查和实验室检查也必不可少。

ICD-10关于场所恐惧症的诊断要点是什么？

确诊需符合以下各条：

（1）心理症状或自主神经症状必须是焦虑的原发表现，而不是继发于其他症状，如妄想或强迫思维；

（2）焦虑必须局限于（或主要发生在）至少以下情境中的两种：人群、公共场所、离家旅行、独自出行；

（3）对恐怖情境的回避必须是或曾经是突出特点。

ICD-10关于社交恐惧症的诊断要点是什么？

确诊需符合以下各条标准：

（1）心理、行为或自主（植物）神经症状必须是焦虑的原发发现，而不是继发于妄想或强迫症状等其他症状；

（2）焦虑必须局限于或主要发生在特定的社交情境；

（3）对恐怖情境的回避必须是突出特征。

ICD-10关于特定的（孤立的）恐惧症的诊断要点是什么？

确诊必须符合以下各点：

（1）心理或自主（植物）神经症状必须是焦虑的原发表现，而不是继发于妄想或强迫思维等其他症状；

（2）焦虑必须局限于面对特定的恐怖物体或情境时；

（3）尽一切可能对恐怖情境加以回避。

ICD-10关于惊恐障碍（间歇发作性焦虑）的诊断要点是什么？

要确诊应在大约1个月之内存在几次严重的自主（植物）性焦虑；

（1）发作出现在没有客观危险的环境；

（2）不局限于已知的或可预测的情境；

（3）发作间期基本没有焦虑症状（尽管预期性焦虑常见）。

包含：惊恐发作、惊恐状态。

ICD-10关于广泛性焦虑障碍的诊断要点是什么？

一次发作中，患者必须在至少数周（通常为数月）内的大多数时间存在焦虑的原发症状，这些症状通常应包含以下要素：

（1）恐慌（为将来的不幸烦恼感到"忐忑不安"，注意困难等）；

（2）运动性紧张（坐卧不宁、紧张性头痛、颤抖、无法放松）；

（3）自主（植物）神经活动亢进（头重脚轻、出汗、心动过速或呼吸急促、上腹不适、头晕、口干等）。

ICD-10关于混合性焦虑和抑郁障碍的诊断要点是什么？

如果同时存在焦虑和抑郁障碍，但两组症状分别考虑时均不足以符合相应的诊断，此时应采用这一混合性类别。

若是严重的焦虑伴以程度较轻的抑郁，则应采用焦虑或恐怖障碍的其他类别。若抑郁和焦虑综合征均存在，且各自足以符合相应的诊断，不应采用这一类别，而应记录两个障碍的诊断。从实用的原因出发，若只能做一个诊断，抑郁则应予优先考虑。若只是存在烦恼或过度担心，而没有自主（植物）神经症状，不应用本类别。必须存在一些自主（植物）神经症状（颤抖、心悸、口干、胃部搅动感），哪怕间歇存在也可。如果符合本障碍标准症状的出现与明显的生活改变和应激性生活事件密切相关，则应采用F43.2适应障碍的类别。

有这类相对较轻的混合症状的患者多见于初级保健机构，大部分人终身都不会就诊于医院或精神科。

包含：焦虑抑郁（轻度或非持续性的）。

不含：持续性焦虑抑郁（恶劣心境）（F34.1）。

ICD-10关于强迫性障碍的诊断要点是什么？

要做出肯定诊断，患者必须在连续两周的大多数日子里存在强迫症状或强迫动作，或两者并存，而且这些症状引起痛苦或妨碍活动。

强迫症状应具备以下特点：

（1）必须被看作是患者自己的思维或冲动；

（2）必须至少有一种思想或动作仍在被患者徒劳地加以抵制，即使患者不再对其他症状加以抵制；

（3）实施动作的想法本身应该是令人不愉快的（单纯为缓解紧张或焦虑不视为这种意义上的愉快）；

（4）想法、表象或冲动必须是令人不快地一再出现。

ICD-10关于急性应激反应的诊断要点是什么？

异乎寻常的应激源的影响与症状的出现之间必须有明确的时间上的联系。症状即使没有立刻出现，一般也在几分钟之内。此外，症状还应：

（1）表现为混合性且常常是有变化的临床相，除了初始阶段的"茫然"状态外，还可有抑郁、焦虑、愤怒、绝望、活动过度、退缩，且没有任何一类症状持续占优势；

（2）如果应激性环境消除，症状迅速缓解；如果应激持续存在或具有不可逆转性，症状一般在24~48小时开始减轻，并且大约在3天后会变得十分轻微。

ICD-10关于创伤后应激障碍的诊断要点是什么？

本障碍的诊断必须有证据表明它发生在极其严重的创伤性事件后的6个月内。但是，如果临床表现典型，又无其他适宜诊断（如焦虑或强迫障碍，或抑郁）可供选择，即使事件与起病的间隔超过6个月，给予"可能"诊断也是可行的。除了有创伤的依据外，还必须有在白天的想象里或睡梦中存在反复的、闯入性的回忆或重演等依据。

ICD-10关于适应障碍的诊断要点是什么？

诊断有赖于认真评价以下关系：

（1）症状的形式、内容、严重度；

（2）既往病史和人格；

（3）应激性事件、处境或生活危机。

必须清楚确定上述第三个因素的存在，并应有强有力的证据（尽管可能带有推测性）表明，如果没有应激就不会出现障碍。如果应激源较弱，或者不能证实时间上的联系（不到3个月），则应根据呈现的特征在他处归类。

ICD-10关于通常起病于童年与少年期的行为与情绪障碍有哪些？

在ICD-10中，多动性障碍、品行障碍、品行与情绪混合性障碍，均发于童年的情绪障碍；发病于童年与少年期的社会功能障碍、抽动障碍和通常起病于童年与少年期的其他行为与情绪障碍等，被归类于"通常起病于童年与少年期的行为与情绪障碍"。其中发病于童年的情绪障碍，包括童年离别焦虑障碍、童年恐怖性焦虑障碍、童年社交性焦虑障碍、同胞竞争障碍等。

ICD-10关于童年离别焦虑障碍的诊断要点是什么？

关键性诊断指征是：针对与所依恋的人（通常是父母或其他家庭成员）离别而产生的过度焦虑，并非针对许多场合的广泛性焦虑的一部分。焦虑可表现为以下形式：

（1）不现实地、先占性地忧虑他的主要依恋之人可能遇到伤害，或害怕他们会一去不回；

（2）不现实地、先占性地忧虑某种不幸事件，如儿童走失、被绑架、住院或被杀，会使得他（她）与主要依恋之人分离；

（3）因害怕分离而总是不愿或拒不上学（不是由于其他原因如害怕学校里的事）；

（4）没有主要依恋之人在侧总是不愿或拒不就寝；

（5）持久而不恰当地害怕独处，或白天没有主要依恋之人陪同就害怕待在家里；

（6）反复出现与离别有关的噩梦；

（7）当与主要依恋之人分手，如离家去上学时，反复出现躯体症状（恶心、胃痛、头痛、呕吐等等）；

（8）在与主要依恋之人分离前、分离中或分离后马上出现过度的、反复发作的苦恼（表现为焦虑、哭喊、发脾气、痛苦、淡漠或社会性退缩）。

ICD-10关于童年恐怖性焦虑障碍的诊断要点是什么？

这一类别只能用于具有发育阶段特定性且符合以下附加标准的恐惧，这些附加标准同样适用于F93项下所有的障碍。

（1）发病于特殊的发育年龄阶段；

（2）焦虑达到临床异常的程度；

（3）焦虑不是更广泛的障碍的一部分。

不含：广泛性焦虑障碍。

ICD-10关于童年社交性焦虑障碍的诊断要点是什么？

患此障碍的儿童表现出对陌生人的持久或反复的害怕和/或回避，这种害怕可主要针对成人或小伙伴，或两者兼有；同时伴有正常的选择性依恋父母或其他熟知的人；害怕或回避见人在程度上超出了患儿的年龄所应有的正常界限，并伴有具临床意义的社会功能失常。

DSM-Ⅴ关于惊恐障碍的诊断内容是什么？

具体内容见下表4-1。

表4-1　DSM-Ⅴ惊恐障碍的诊断

A.反复不可预测的惊恐发作。惊恐发作是指强烈的恐惧或者躯体不适突然发作，症状在几分钟内到达顶峰，症状符合以下4项及以上（注：症状可以在焦虑状态或者平静状态突然出现）：

（1）心悸

（2）出汗

（3）颤抖

（4）感到气短或呼吸不畅

（5）窒息感

（6）胸痛或胸部不适

（7）恶心或腹部不适

（8）感到眩晕，站立不稳、头晕，虚弱

（9）感到发冷或发热

（10）感觉异常（麻木感或刺痛感）

（11）现实解体（不真实感）或人格解体（自我抽离感）

（12）对失控和"发疯"的恐惧

（13）对死亡的恐惧

注：特异性症状（例如耳鸣，颈部酸痛，头痛，无法控制的尖叫或哭泣）不能算作必须满足的4项症状之一

B.至少在一次惊恐发作之后1个月内（或更长时间）出现下列症状的1~2种情况，且持续一个月（或更长）时间

（1）对再次出现惊恐发作以及惊恐发作的后果（例如失去控制、心肌梗死、"发疯"）

（2）在与惊恐发作相关的行为方面出现显著的不良反应（例如设计某些行为以回避惊恐发作，又如回避锻炼或不熟悉的环境）

C.症状并非由于某种物质（如滥用物质、治疗药品）或其他躯体情况（如甲状腺功能亢进、心血管疾病）所致的生理效应

D.这种障碍不能用其他精神障碍来更好地解释。例如在未特定的焦虑障碍中，惊恐发作不仅仅出现于对害怕的社交情况的反应；在特定恐惧症中，惊恐发作不仅仅出现于对有限的恐惧对象或情况的反应；在强迫症中，惊恐发作不仅仅出现于对强迫思维的反应；在创伤后应激障碍中，惊恐发作不仅仅出现于对创伤事件的提示物的反应；或在分离焦虑障碍中，惊恐发作不仅仅出现于对与依恋对象分离的反应

DSM-Ⅴ关于广泛性焦虑障碍的诊断内容是什么？

具体内容见下表4-2。

表4-2　DSM-Ⅴ广泛性焦虑障碍诊断标准

A.在至少6个月的多数日子里，对诸多事件或活动（例如工作或学校表现），表现出过分的焦虑和担心（焦虑性期待）

B.个体难以控制这种担心

续表

C.这种焦虑和担心与下列6种症状中的至少3种有关（在过去6个月中，至少一些症状在多数日子里存在）

注：儿童只需1项

（1）坐立不安或感到激动或紧张

（2）容易疲倦

（3）注意力难以集中或头脑一片空白

（4）易怒

（5）肌肉紧张

（6）睡眠障碍（难以入睡或保持睡眠状态，或休息不充分、睡眠质量不满意）

D.这种焦虑、担心或躯体症状引起有临床意义的痛苦，或导致社交、职业或其他重要功能方面的损害

E.这种障碍不能归因于某种物质（例如，滥用的毒品、药物）的生理效应，或其他躯体疾病（如甲状腺功能亢进）

F.这种障碍不能用其他精神障碍来更好地解释。例如，像惊恐障碍中的焦虑或担心发生惊恐发作，像社交焦虑障碍（社交恐惧症）中的负性评价，像强迫症中的被污染或其他强迫思维，像分离焦虑障碍中的与依恋对象的离别，像创伤后应激障碍中的创伤性事件的提示物，像神经性厌食症中的体重增加，像躯体症状障碍中的躯体不适，像躯体变形障碍中的感到外貌存在瑕疵，像疾病焦虑障碍中的感到有严重疾病，或像精神分裂症或妄想信念的内容

广泛性焦虑怎样与惊恐障碍相鉴别？

惊恐障碍是以惊恐发作为核心症状，属于急性焦虑障碍，症状更为剧烈，发作不可预测，发作时意识清晰，事后能回忆；并且持续时间常常较短，每次发作常持续5~20分钟，一般不超过1小时；发作时明显影响日常活动。与广泛性焦虑障碍相反，其发作间歇期的担忧往往为预期焦虑，有明确的担忧对象，很少泛化。

广泛性焦虑怎样与躯体疾病引发的焦虑相鉴别？

有些躯体疾病可能具有会被误认为是焦虑障碍的症状。躯体疾病伴发的焦虑状态可见于急性心肌梗死、冠心病、阵发性心动过速、高血压、甲状腺功能亢进、嗜铬细胞瘤、更年期综合征等。类惊恐发作可见于二尖瓣

脱垂、甲状腺功能亢进、自发性低血糖、颞叶癫痫等。必须熟悉这些疾病的特有症状和体征，以资鉴别。必要时进行有关疾病的特殊检查。老年人容易出现焦虑症状，但大多不是单纯的神经症，而与健康或环境有关。

所有的案例在做出该诊断前都应该考虑到躯体疾病的可能性。此外，许多患者由于对躯体疾病预后的过分担心，可以出现典型的广泛性焦虑障碍的表现，若符合该病的诊断标准仍可做出该病的诊断。

什么是中国精神障碍分类与诊断标准第三版（CCMD-3）？

1958年，我国开始进行精神障碍的分类，在1978年出版了《中国精神障碍分类与诊断标准（CCMD）》第1版，将各类精神疾病归并为10大类，并进一步划分了各种亚型与亚类。之后CCMD-1在全国77个精神卫生机构22285例门诊患者和8061例住院患者中进行测试，中华神经精神科学会和精神疾病诊断标准工作委员会根据测试结果、参照国际分类方案、结合我国国情，于1989年通过并公布了我国新的疾病诊断与分类方案，同年CCMD-2出版。随着20世纪90年代ICD-10和DSM-Ⅳ的问世，国内精神科学界进一步完善自己的诊断系统，于1995年又出版了修订版CCMD-2-R。由于CCMD-2-R在应用过程中存在一些争议，以及与国际分类接轨的需求，中华精神科学会成立了CCMD-3工作组，并于2001年推出了第3版。

CCMD-3在编制过程中，一方面参考和吸收了ICD-10的内容和分类原则，兼顾症状学分类和病因病理学分类，与国际诊断系统接轨；另一方面也保留了我国的特色，如保留神经症、复发性躁狂症、癔症和同性恋，增加旅途性精神病、与文化相关的精神障碍等。但对于保留和增加的某些诊断，近10多年来缺乏相应的研究，如长期随访研究、大样本量的前瞻性研究等，因此在未来国内诊断系统的修订过程中，这些诊断在其中的地位值得进一步探讨和研究。基于此，目前已较少用该诊断系统。疾病系统多采用ICD系统进行分类与诊断，而研究多采用DSM系统的分类与诊断标准。

目前，在法医精神病司法鉴定、咨询心理学等领域，特别是一些科普讲座中，CCMD-3仍然被应用……所以本书的第三版，我们保留CCMD-3的诊断，以供读者参考、选用。

我国CCMD-3关于焦虑症的诊断标准是什么？

焦虑症是神经症的一种，而神经症是一组主要表现为焦虑、抑郁、恐惧、强迫、疑病症状，或神经衰弱症状的精神障碍。本病有一定人格基础，起病常受心理社会（环境）因素影响。症状没有可证实的器质性病变作基础，与患者的现实处境不相称，但患者对存在的症状感到痛苦和无能为力，自知力完整或基本完整，病程多迁延。各种神经症性症状或其组合可见于感染、中毒、内脏、内分泌或代谢和脑器质性疾病，称神经症样综合征。

1.症状标准

至少有下列1项：①恐惧；②强迫症状；③惊恐发作；④焦虑；⑤躯体形式症状；⑥躯体化症状；⑦疑病症状；⑧神经衰弱症状。

2.严重标准

社会功能受损或无法摆脱的精神痛苦，促使其主动求医。

3.病程标准

符合症状标准至少已3个月，惊恐障碍另有规定。

4.排除标准

排除器质性精神障碍、精神活性物质与非成瘾物质所致精神障碍、各种精神病性障碍，如精神分裂症、偏执性精神病及心境障碍等。

CCMD-3对于焦虑症的定义是一种以焦虑情绪为主的神经症。主要分为惊恐障碍和广泛性焦虑两种。焦虑症的焦虑症状是原发的，凡继发于高血压、冠心病、甲状腺功能亢进等躯体疾病的焦虑应诊断为焦虑综合征。其他精神病理状态如幻觉、妄想、强迫症、疑病症、抑郁症、恐惧症等伴发的焦虑，不应诊断为焦虑症。

CCMD-3关于惊恐障碍的诊断标准是什么？

《中国精神疾病分类及诊断标准》（第三版）（CCMD-3）将惊恐障碍定义为一种以反复的惊恐发作为主要原发症状的神经症，认为这种发作并不局限于任何特定的情境，且具有不可预测性。诊断必须符合以下4项标准：①症状标准：必须符合神经症的诊断标准且惊恐发作须符合以下4项，即发作无明显诱因、无相关的特定情境，发作不可预测；在发作间歇期，除害怕再发作外，无明显症状；发作时表现强烈的恐惧、焦虑及明显的自主神经症状，并常有人格解体、现实解体、濒死恐惧，或失控感等痛苦体验；发作突然开始，迅速达到高峰，发作时意识清晰，事后能回忆。②严重标准：患者因难以忍受又无法解脱，而感到痛苦。③病程标准：在1个月内至少有3次惊恐发作，或在首次发作后继发害怕再发作的焦虑持续1个月。④排除标准：必须排除其他精神障碍，如恐惧症、抑郁症或躯体形式障碍等继发的惊恐发作；排除躯体疾病如癫痫、心脏病发作、嗜铬细胞瘤、甲状腺功能亢进或自发性低血糖等继发的惊恐发作。

CCMD-3关于广泛性焦虑的诊断标准是什么？

CCMD-3将广泛性焦虑定义为一种以缺乏明确对象和具体内容的提心吊胆及紧张不安为主的焦虑症，并有显著的自主神经症状、肌肉紧张及运动性不安等表现的神经症。患者因难以忍受又无法解脱，故而感到痛苦万分。CCMD-3诊断广泛性焦虑必须满足以下条件：①症状标准：必须符合神经症的诊断标准，且以持续的原发性焦虑症状为主，并符合下列2项，即以经常或持续的无明确对象和固定内容的恐惧或提心吊胆；伴自主神经症状或运动性不安。②严重标准：社会功能受损，患者因难以忍受又无法解脱，而感到痛苦。③病程标准：符合症状标准至少已6个月。④排除标准：必须排除甲状腺功能亢进、高血压、冠心病等躯体疾病的继发性焦虑；排除兴奋药物过量、催眠镇静药物或抗焦虑药的戒断反应，强迫症、恐惧症、疑病症、神经衰弱、躁狂症、抑郁症或精神分裂症等伴发的焦虑。

恐惧症的诊断标准是什么？

（1）符合神经症的诊断标准。

（2）以恐惧为主，需符合以下4项：①对某些客体或处境有强烈恐惧，恐惧的程度与实际危险不相称。②发作时有焦虑和自主神经症状。③有反复或持续的回避行为。④知道恐惧过分、不合理或不必要，但无法控制。

（3）对恐惧情景和事物的回避必须是或曾经是突出症状。

（4）排除焦虑症、分裂症、疑病症。

场所恐惧症的诊断标准是什么？

（1）符合恐惧症的诊断标准。

（2）害怕对象主要为某些特定环境，如广场、闭室、黑暗场所、拥挤的场所、交通工具（如拥挤的船舱、火车车厢）等，其关键临床特征之一是过分担心处于上述情境时没有即刻能用的出口。

（3）排除其他恐惧障碍。

社交恐惧症的诊断标准是什么？

（1）符合恐惧症的诊断标准。

（2）害怕对象主要为社交场合（如在公共场合进食或说话、聚会、开会或怕自己做出一些难堪的行为等）和人际接触（如在公共场合与人接触、怕与他人目光对视，或怕在与人群相对时被人审视等）。

（3）常伴有自我评价低和害怕批评。

（4）排除其他恐惧障碍。

特定恐惧症的诊断标准是什么？

（1）符合恐惧症的诊断标准。

（2）害怕对象是场所恐惧和社交恐惧未包括的特定物体或情境，如动物（如昆虫、鼠、蛇等）、高处、黑暗、雷电、鲜血、外伤、打针、手术或尖锐锋利物品等。

（3）排除其他恐惧障碍。

强迫症的诊断标准是什么？

1.症状标准

（1）符合神经症的诊断标准，并以强迫症状为主，至少有下列1项：

①以强迫思想为主，包括强迫观念、回忆或表象，强迫性对立观念、穷思竭虑、害怕丧失自控能力等；②以强迫行为（动作）为主，包括反复洗涤、核对、检查或询问等；③上述的混合形式。

（2）患者称强迫症状起源于自己内心，不是被别人或外界影响强加的。

（3）强迫症状反复出现，患者认为没有意义，并感到不快，甚至痛苦，因此试图抵抗，但不能奏效。

2.严重标准

社会功能受损。

3.病程标准

符合症状标准至少已3个月。

4.排除标准

（1）排除其他精神障碍的继发性强迫症状，如精神分裂症、抑郁症或恐惧症等。

（2）排除脑器质性疾病特别是基底节病变的继发性强迫症状。

急性应激障碍的诊断标准是什么？

1.症状标准

以异乎寻常的和严重的精神刺激为原因，并至少有下列1项：

（1）有强烈恐惧体验的精神运动性兴奋，行为有一定盲目性。

（2）有情感迟钝的精神运动性抑制（如反应性木僵），可有轻度意识模糊。

2.严重标准

社会功能严重受损。

3.病程标准

在受刺激后若干分钟至若干小时发病，病程短暂，一般持续数小时至1周，通常在1个月内缓解。

4.排除标准

排除癔症、器质性精神障碍、非成瘾物质所致精神障碍及抑郁症。

创伤后应激障碍的诊断标准是什么？

1.症状标准

（1）遭受对每个人来说都是异乎寻常的创伤性事件或处境（如天灾人祸）。

（2）反复重现创伤性体验（病理性重现），并至少有下列1项：①不由自主地回想受打击的经历；②反复出现有创伤性内容的噩梦；③反复发生错觉、幻觉；④反复发生触景生情的精神痛苦，如目睹死者遗物、旧地重游，或周年日等情况下会感到异常痛苦和产生明显的生理反应，如心悸、出汗、面色苍白等。

（3）持续的警觉性增高，至少有下列1项：①入睡困难或睡眠不深；②易激惹；③集中注意困难；④过分地担惊受怕。

（4）对与刺激相似或有关的情境的回避，至少有下列2项：①极力不想有关创伤性经历的人与事；②避免参加能引起痛苦回忆的活动，或避免到会引起痛苦回忆的地方；③不愿与人交往，对亲人变得冷淡；④兴趣爱好范围变窄，但对与创伤经历无关的某些活动仍有兴趣；⑤选择性遗忘；⑥对未来失去希望和信心。

2.严重标准

社会功能受损。

3.病程标准

精神障碍延迟发生（即在遭受创伤后数日至数月后，罕见延迟半年以上才发生），符合症状标准至少已3个月。

4.排除标准

排除情感性精神障碍、其他应激障碍、神经症、躯体形式障碍等。

儿童分离性焦虑的诊断标准是什么？

按照《中国精神障碍分类与诊断标准（第三版）》（CCMD-3）的定义，儿童分离性焦虑症是指儿童与其依恋对象分离时产生的过度焦虑情绪。

1.症状标准

至少有下列3项：①过分担心依恋对象可能遇到伤害，或害怕依恋对象一去不复返。②过分担心自己会走失、被绑架、被杀害或住院而与依恋对象离别。③因不愿意离开依恋对象而不想上学或拒绝上学。④非常害怕一人独处，或没有依恋对象陪同绝不外出，宁愿待在家里。⑤没有依恋对象在身边时不愿意或拒绝上床就寝。⑥反复做噩梦，内容与离别有关，以致夜间多次惊醒。⑦与依恋对象分离前过分担心，分离时或分离后出现过度的情绪反应，如烦躁不安、哭喊、发脾气、痛苦、淡漠或退缩。⑧与依恋对象分离时反复出现头痛、恶心、呕吐等躯体症状，但无相应的躯体疾病。

2.严重标准

日常生活和社会功能受损。

3.病程标准

起病于6岁以前，符合症状标准和严重标准至少已1个月。

4.排除标准

不是由于广泛发育障碍、精神分裂症、儿童恐惧症，及具有焦虑症状的其他疾病所致。

儿童恐惧症的诊断标准是什么？

《中国精神障碍分类与诊断标准（第三版）》（CCMD-3）对儿童恐惧症的定义为：儿童不同发育阶段的特定恐惧情绪。

1.症状标准

对日常生活中的一般客观事物和情境产生过分的恐惧情绪，出现回避、退缩行为。

2.严重标准

日常生活和社会功能受损。

3.病程标准

符合症状标准和严重标准至少已1个月。

4.排除标准

不是由于广泛性焦虑障碍、精神分裂症、心境障碍、癫痫所致精神障碍、广泛发育障碍等所致。

儿童社交恐惧症的诊断标准是什么？

《中国精神障碍分类与诊断标准（第三版）》（CCMD-3）对儿童社交恐惧症的定义为：儿童对新环境或陌生人产生恐惧、焦虑情绪和回避行为。

1.症状标准

①与陌生人（包括同龄人）交往时，存在持久的焦虑，有社交回避行为；②与陌生人交往时，患儿对其行为有自我意识，表现出尴尬或过分关注；③对新环境感到痛苦、不适、哭闹、不语或退出；④患儿与家人或熟悉的人在一起时，社交关系良好。

2.严重标准

显著影响社交（包括与同龄人）功能，导致交往受限。

3.病程标准

符合症状标准和严重标准至少已1个月。

4.排除标准

不是由于精神分裂症、心境障碍、癫痫所致精神障碍、广泛性焦虑障碍等所致。

儿童广泛焦虑症的诊断标准是什么？

儿童与少年广泛性焦虑的主诉及自主神经症状均较成人少，诊断需参照以下标准。

1.症状标准

（1）以烦躁不安、整日紧张、无法放松为特征，并至少有下列两项：①易激惹，常发脾气，好哭闹；②注意力难于集中，自觉脑子里一片空白；③担心学业失败或交友受到拒绝；④感到易疲倦、精疲力竭；⑤肌肉紧张感；⑥食欲不振，恶心或其他躯体不适；⑦睡眠紊乱（失眠、易醒、思睡却又睡不深等）。

（2）焦虑与担心出现在两种以上的场合、活动或环境中。

（3）明知焦虑不好，但无法自控。

2.严重标准

社会功能明显受损。

3.病程标准

起病于18岁前，符合症状标准和严重标准至少已6个月。

4.排除标准

不是由于药物、躯体病症（如甲状腺功能亢进）及其他精神疾病或发育障碍所致。

什么是器质性焦虑综合征？

临床上多种器质性疾病可以表现焦虑症状，如脑卒中、脑部感染性疾病、痴呆等均可出现焦虑症状，因为焦虑有可查证的病因，故称之为"器质性焦虑综合征"。器质性焦虑综合征指由于器质性病因所引起的急性或慢性焦虑状态，其临床表现与急性和慢性焦虑神经症并无不同，差别在于器质性病因的有无。能引起器质性焦虑综合征的原因很多，常见的有：

（1）药物如苯丙胺及其他拟交感作用药、升血压药、磺胺药等。

（2）重金属与工业用物质如汞、砷、磷、有机磷化合物、苯类、二硫化碳等。

（3）酒精戒断、吗啡类物质戒断、麻醉药物成瘾戒断、镇静催眠药成瘾戒断。

（4）神经系统疾病如脑瘤、脑外伤、脑血管病、偏头痛、脑炎、多发性硬化、肝豆状核变性、癫痫、痴呆等。

（5）缺氧性疾病如心血管疾病、肺功能不全、贫血等。

（6）内分泌疾病如垂体疾病、甲状腺疾病、甲状旁腺疾病、肾上腺皮质疾病、嗜铬细胞瘤等。

（7）胶原系统疾病如红斑狼疮、风湿性关节炎、结节性多动脉炎等。

（8）维生素B_{12}缺乏、糙皮病。

诊断焦虑症首先要排除以上几种情况，因此详细的病史询问和客观的实验室检查不可忽略。器质性焦虑综合征的表现与焦虑症一样，症状上兼有精神焦虑与自主神经功能障碍，诊断需要满足两个条件：一是以焦虑为唯一的或最突出的症状；二是焦虑具有器质性病因，且焦虑症状随着原发疾病的消长而消长。若能去除病因，大多数病例的焦虑可以逐渐消失。此外，器质性焦虑综合征还常伴有抑郁、疑病和神经衰弱症状等。了解以上疾病的临床特点，有选择地进行一些必要的辅助检查，一般不难鉴别。

焦虑症与躯体疾病伴发的焦虑症状如何鉴别？

躯体疾病伴发的焦虑状态可见于急性心肌梗死、冠心病、阵发性心动过速、高血压、甲状腺功能亢进、嗜铬细胞瘤、更年期综合征等。类惊恐发作可见于二尖瓣脱垂、甲状腺功能亢进、自发性低血糖、颞叶癫痫等。必须熟悉这些疾病的特有症状和体征，以资鉴别。必要时进行有关疾病的特殊检查。老年期容易出现焦虑症状，但大多不是单纯的神经症，而与健康或环境有关。

焦虑症与药物所致焦虑如何鉴别？

临床上已经发现多种药物会导致焦虑症状，如经典的抗精神病药可引起锥体外系反应，继发焦虑症状，而经对症处理均能够好转，苯二氮䓬类的用药反应以及 SSRI 类抗抑郁药物均可导致焦虑症状。此外，临床上广泛使用的激素类药物也会引起的焦虑症状，可卡因、大麻、海洛因的服用或戒断都可引起自主神经功能紊乱，甚至出现典型的类惊恐发作。因此，只要询问时不忽略服药史，鉴别不难。

焦虑症与抑郁症如何鉴别？

抑郁和焦虑像一对孪生姐妹，常常相伴相随，因二者症状相互重叠，如食欲下降、睡眠障碍、各种躯体不适、易激惹、疲劳等，因此临床上难以鉴别。焦虑症是一种以焦虑情绪为主的神经症，以广泛和持续性焦虑或反复发作的惊恐不安为主要特征，常伴有自主神经功能紊乱、肌肉紧张与运动性不安，临床分为广泛性焦虑（慢性焦虑症）和惊恐障碍（急性焦虑障碍）两种。抑郁症常常以躯体症状为主，患者主诉疼痛（头痛、腹痛）、乏力、睡眠障碍、食欲改变、情感淡漠、易怒、焦虑、性能力障碍、药物滥用、消极想法、人际关系压力、无价值感、悲观、犯罪感、羞耻感等。而焦虑症常见的症状包括：震颤、紧张、气喘、出汗、头晕、注意力不集中、睡眠障碍、易怒、惊慌、反复惊慌发作（症状与心脏意外相似），可与场所恐惧症并发。患者可能有躯体症状但不是主要症状。

焦虑与抑郁的主要鉴别点有：①发病年龄：焦虑症的大多病例发病年龄为20~40岁之间；而抑郁症可见于所有年龄段，好发年龄在20~50岁；②情感性接触：焦虑症患者情感性接触保持正常，而抑郁症患者对亲人、朋友表现冷淡，对以往爱好兴趣丧失；③睡眠障碍：焦虑症患者睡眠障碍的特点是入睡困难，而抑郁症患者的睡眠障碍以早醒为主要特征；④生物节律性变化：焦虑症患者一般无生物节律性变化，而抑郁症患者心境低落常有晨重暮轻的节律性变化。

临床上当焦虑与抑郁同时存在时，区别患者是焦虑症还是抑郁症主要看患者是以抑郁症状为主还是以焦虑症状为主，通常有以下3种情况：

（1）严重焦虑伴轻度抑郁，抑郁发生于焦虑之后，且抑郁症状不足以诊断抑郁发作，应诊断为焦虑症。

（2）严重抑郁伴轻度焦虑，焦虑症状不足以诊断焦虑障碍，诊断为抑郁症。

（3）抑郁与焦虑同时存在且同等重要，均符合各自的诊断标准，可以做出共病诊断。

一般来说，纵向的病史调查，横向的症状评估，有助于两者的鉴别，但临床上鉴别还是困难的。出于治疗上的考虑，临床上还是倾向一元化诊断，并遵循"抑郁症优先诊断"的原则，即既有抑郁症症状又有焦虑症状时，不论其焦虑症状多重，抑郁症诊断都作首先考虑。理由是，抑郁症更易导致绝望、自杀，后果严重，社会危害性也更大。

广泛性焦虑与神经衰弱如何鉴别？

目前国际趋向取消神经衰弱作为独立的诊断单元，但亚洲部分国家仍在使用。我国尚保留其作为神经症诊断之一。神经衰弱以精神易兴奋和脑力易疲乏为主要临床特征，常伴有情绪烦躁和躯体性体诉及症状，无相应器质性病变基础。

焦虑症的紧张性头痛和失眠，常被误诊为神经衰弱，这种现象在我国综合医院中比较普遍。长期以来，神经衰弱是一个被滥用的诊断术语，老概念的神经衰弱中可分离出部分焦虑症病例。早在1895年，弗洛伊德就发表了著名的文章《从神经衰弱中分出一种特殊症状群即焦虑性神经症的说明》。神经衰弱可以有焦虑症状，但不突出、不持久。神经衰弱最基本的症状是脑力活动减弱，注意力不集中，记忆力差，易兴奋又易疲劳。而焦虑症却是有突出的焦虑体验，伴有明显的自主神经功能失调及运动性不安。

广泛性焦虑与恐惧症如何鉴别？

恐惧症也伴有严重的焦虑，但恐惧症的焦虑是境遇性的、发作性的。而焦虑症患者的焦虑并无具体对象，且持续存在，故又称"浮动性焦虑"或"广泛性焦虑症"。

广泛性焦虑与强迫症如何鉴别？

强迫症是以强迫观念和强迫动作为主要表现的一种神经症。以有意识的自我强迫与有意识的自我反强迫同时存在为特征，患者明知强迫症状的持续存在毫无意义且不合理，却不能克制，愈是企图努力抵制，反愈感到紧张和痛苦。病程迁延者可以仪式性动作为主要表现，虽精神痛苦显著缓解，但其社会功能已严重受损。广泛性焦虑是以持续的焦虑症状为原发和主要临床相，焦虑症状经常或持续无明确对象和固定内容的恐惧和提心吊胆，且伴自主神经症状或运动性不安。强迫症的焦虑症状为强迫症的继发表现，强迫症状是为缓解内心的焦虑，其焦虑症状非主要临床相。

广泛性焦虑与疑病症如何鉴别？

广泛性焦虑以持续的焦虑症状为原发和主要临床相，这种焦虑经常或持续无明确对象和固定内容的恐惧和提心吊胆，且伴有自主神经症状或运动性不安。而疑病症是指患者对自身的健康状况或身体某一部位的功能过分关注，怀疑患了某种疾病，与其实际健康状况不符，医生的解释和客观检查结果无法动摇其固有成见。临床上由于患了某种疾病如肿瘤、脑卒中等后出现焦虑症状并不少见，这种焦虑有客观的现实依据，而疑病症的焦虑无客观的事实依据，且总认为自己的怀疑担忧是合理的，因而对医生持怀疑态度。更主要的鉴别在于广泛性焦虑所焦虑害怕的客体是无固定对象的，而疑病症所担心的则是自身的身体健康，有比较具体的对象如怀疑患某种疾病。

焦虑症与人格障碍如何鉴别？

与焦虑症相关的人格障碍有回避型人格障碍、依赖型人格障碍和强迫型人格障碍等，这类患者尽管存在焦虑和抑郁症状，但他们没有明确的病期，多半起病于童年和青少年时期，且症状是一贯的和持续的。

焦虑型人格障碍又称回避型人格障碍，此类人的特征是长期和全面的脱离社会关系。他们回避社交，特别是涉及较多人际交往的职业活动，害怕被取笑、嘲弄和羞辱。自感无能，过分焦虑和担心，怕在社交场合被批评或拒绝。

依赖型人格障碍是一种最常见的人格障碍，它是一切人格障碍的基础和雏形。依赖型人格的最明显特征，就是对于别人情感和物质资源的饥饿和贪婪。存在着依赖型人格障碍的人，以"吞噬"别人的情感、判断、决定为生。所以，他们的情感、自尊、自信是完全受制于人的，别人的情感和判断，决定着这些人的喜怒哀乐。他们常常乞求别人为自己做决定，但是，又不愿意为自己的决定承担后果。所以，他们对于自己所依赖的人，抱着一种既感恩、又不满的矛盾态度。由于依赖型人格者的心理资源有限，所以只能一味地为自己着想，表现得就特别自私，他们很难表现出对别人的感激和爱。

强迫型人格障碍也是较为常见的人格障碍，主要表现为：心里总笼罩着一种不安全感，常处于莫名其妙的紧张和焦虑状态。思虑过多，对自己做的事总没把握，总以为没达到要求，别人一怀疑，自己就感到不安。行为循规蹈矩，不知变通；自己爱好不多，清规戒律倒不少。处理事情有秩序、爱整洁，严守时刻，但对节奏明快、突如其来的事情显得不知所措，很难适应，对新事物接受慢。总之，强迫型人格总是给人以刻板、僵死、缺乏生命活力的印象。人格特征为情性犹豫不决，好怀疑和做什么事都按部就班。做事前计划、考虑过细，要求十全十美，事后反复检查，穷思细节。平时拘谨小心，以高标准要求自己，过于自我克制，对自身安全过分谨慎，思想常得不到松弛，为此常表现出焦虑、紧张和苦恼。

特殊人群的焦虑症应如何鉴别？

根据焦虑症的诊断标准，结合病史及临床检查，诊断焦虑症一般不难，但对于一些特殊人群，如儿童、妇女及老人等，症状常常不典型或更为复杂，需要谨慎处理。对于儿童来说，因先天性的心脏问题而出现的反应很容易和儿童焦虑症混淆，如二尖瓣脱垂的心脏病患儿会出现类似惊恐发作的表现，做一些相关疾病的特殊检查，鉴别则不十分困难。

女性可能是基于本身的生理与心理构造，较缺乏安全感，导致她们在这方面的发病率较男性高。女性在育龄期尤其是孕产期极易产生焦虑情绪，但这种焦虑多为一过性，症状轻，一般未达到焦虑症的严重标准不下此诊断。另外女性围绝经期因为卵巢功能衰退，也会出现焦虑情绪，但焦虑不是唯一症状，症状常涉及全身各个系统，故称为"围绝经期综合征"。

老年人出现心烦意乱，坐卧不安，有的为一点小事而提心吊胆，紧张恐惧，这时要考虑患焦虑症的可能性。老年焦虑症有各种身体不适的表现，又与老年期多种慢性疾病如心血管、泌尿系统疾病的症状混杂在一起，患者往往到综合医院就诊，极易导致误诊，尤其是惊恐障碍。

要鉴别的内科疾病有二尖瓣脱垂、心律失常、低血糖和眩晕等。病史情况与一些实验室检查如心电图、肝肾功能、血糖、血电解质有助于鉴别诊断，急性焦虑障碍一次发作时间不长，去急诊的途中患者往往就已缓解等特点，也可提示患者无严重躯体疾病。还需注意的是部分药物也可引起焦虑障碍，如某些抗抑郁药、抗精神病药、激素或咖啡因等，服药与撤药均可能引起焦虑障碍。另外，老年人的焦虑常常要与老年性痴呆相鉴别，部分老年痴呆患者在疾病早期会表现恐惧、紧张、坐立不安等情绪障碍，鉴别时要注意患者有无同时伴有智能受损、生活料理能力下降等情况。

中医对焦虑症如何认识？

中医认为焦虑症的主要病因病机为脏腑亏损，或为痰热瘀血扰心。主要病变部位在心、脾、肺、肾、胆等脏腑。因本病以虚症为主，实证较少，故治疗一般以补虚为主，祛邪为辅。虚证以益气、养血、滋阴为主，并可酌加宁心安神之品；实证则以清热化痰，宁心镇惊为主。

根据其临床表现，一般分为5型论治。

1.心虚胆怯

（1）主症：心虚胆怯，善惊易恐，精神恍惚，情绪不宁，坐卧不安，少寐多梦，多疑善虑，苔薄白或正常，脉动数或虚弦。

（2）辨证分析：本证因患者素体心胆气虚，复遇惊恐，或遇险临危所致。惊则气乱，心神不能自主，故发为心悸；心不藏神，故善惊易恐，精神恍惚，情绪不宁，坐卧不安，少寐多梦。胆虚决断失职，故胆怯多疑善虑。脉动数或虚弦为心胆虚怯，气血逆乱之象。以心悸胆怯，善惊易恐，情绪不安，少寐多梦，多疑善虑为辨证要点。

2.心脾血虚

（1）主症：心悸头晕，善恐多惧，失眠多梦，面色无华，身倦乏力，食欲不振，舌淡苔薄，脉细弱。

（2）辨证分析：本证因思虑劳倦过度，暗耗气血所致。心主血脉其华在面，心血虚而不荣面部，故面色无华；心血虚，不能养心，心神不宁，故心悸，少寐多梦，善恐多惧；心血亏损，不能上营于脑，故见头晕；脾气虚则身倦乏力，脾失健运则食欲不振。舌淡苔薄，脉细弱均为心血脾气亏损之象，以心悸头晕，善恐多惧，面色无华，身倦乏力为辨证要点。

3.阴虚内热

（1）主症：欲食不能食，欲卧不能卧，欲行不能行，口苦尿赤，多疑。

（2）辨证分析：本证因热病之后，阴血未复，余热未尽，消烁津液。或因平素思虑伤心，情志不遂，郁结化火，耗伤津液，而使心血、肺阴两伤，阴虚内热所致。因心主血脉，肺朝百脉，心肺阴血亏损，病气游走百脉，百脉不合，故见欲食不食，欲卧不卧，欲行不行等精神恍惚之症。心阴血虚，神失所养，则多疑惊悸，少寐多梦。口苦尿赤，舌红苔黄少津，脉细数均为阴虚内热之象。以欲食不能食，欲卧不能卧，欲行不得行，口苦尿赤，多疑惊悸为辨证要点。

4.痰热扰心

（1）主症：心烦意乱，夜寐易惊，性急多言，头昏头痛，口干口苦，舌红苔黄腻，脉滑数。

（2）辨证分析：本证因素体痰盛，痰郁化火；或暴怒伤肝，气郁化火，灼津成痰，痰热上扰心神，故心神不宁，心烦意乱，夜寐易惊；肝火夹痰，上扰神明，则性急多言，头昏头痛；火盛津伤则口干口苦。舌红苔黄腻，脉滑数属痰热内盛之象，以心烦意乱，易惊性急，苔黄腻脉滑数为辨证要点。

5.瘀血内阻

（1）主症：心悸怔忡，夜寐不安，或夜不能睡，多疑烦躁，胸闷不舒，时有头痛，心痛如刺。舌质暗，或有瘀斑，或舌面有瘀点，唇紫暗或两目暗黑，脉涩或弦紧。

（2）辨证分析：本证因七情过激，气机受阻，进而导致血行不畅，瘀血内停所致。心血瘀阻，神明无主，心神不宁，故心悸怔忡，夜寐不安，夜不能睡，多疑烦躁；心血痹阻，气机不畅，故胸闷不舒，时有心痛如刺；瘀血迷蒙轻窍，故头痛。舌质红，边有瘀斑，舌面有瘀点，唇紫暗，两目暗黑，脉涩或弦紧均为瘀血内阻之象。以心悸怔忡，夜寐不安，多疑烦躁，舌质红，边有瘀斑为辨证要点。

什么是汉密尔顿焦虑量表？

汉密尔顿焦虑量表（Hamilton anxiety scale，HAMA）由 Hamilton 于1959

年编制，它是精神科应用较为广泛的由医生评定的量表之一。HAMA包括14个项目，采用0~4分的5级评分法，包括躯体性和精神性两大类因子结构：①躯体性焦虑：由肌肉系统症状、感觉系统症状、心血管系统症状、呼吸系统症状、胃肠道症状、生殖泌尿系症状和自主神经系统症状等7项组成。②精神性焦虑：由焦虑心境、紧张、害怕、失眠、认知功能、抑郁心境以及会谈时行为表现等7项组成。HAMA能很好地衡定治疗效果，以及比较治疗前后症状变化，且一致性相当好。如利用因子分析法作疗效分析，还能确切地反映各靶症状群的变化情况。

按照全国量表协作组提供的资料，总分超过29分，可能为严重焦虑；超过21分，肯定有明显焦虑；超过14分，肯定有焦虑；超过7分，可能有焦虑；小于6分，没有焦虑。一般以HAMA总分14分为分界值。该量表长度适中、简便易行，适用于有焦虑症状的成年人。可用于焦虑症，但不太宜于估计各种精神病时的焦虑状态。同时，与HAMD相比较，有些重复的项目，如抑郁心境、躯体性焦虑、胃肠道症状及失眠等，故对于焦虑症与抑郁症，HAMA与HAMD一样，都不能很好地进行鉴别。

什么是焦虑自评量表？

焦虑自评量表（self-rating anxiety scale，SAS）由Zung于1971年编制，共20个项目，每个项目按症状出现的频度分为4级评分，其中15个为正向评分，5个为反向评分。此量表可以用于评定抑郁合并焦虑患者的主观感受。SAS从量表构造的形式到具体评定的方法，都与抑郁自评量表（SDS）十分相似。SAS可以评定焦虑症状的轻重程度及其在治疗中的变化，适用于具有焦虑症状的成年人。主要用于疗效评估，不能用于诊断。

什么是贝克焦虑量表？

贝克焦虑量表（Beck anxiety inventory，BAI）由美国阿隆·贝克等于1985年编制，是一个含有21个项目的自评量表。该量表用4级评分，主要评定受试者被多种焦虑症状烦扰的程度。该量表是焦虑感受的自评量表，其总分能充分反映焦虑状态的严重程度，能帮助了解受试者近期心境体验及治疗期间焦虑症状的变化动态。BAI主要适用于具有焦虑症状的成年人。在心理门诊、精神科门诊或住院患者中均可应用。

该量表是一种分析受试者主观焦虑症状的相当简便的临床工具。特点是项目内容简明，容易理解，操作分析方便。因此，可用于我国临床心理工作中了解焦虑症状的常用检测工具。一般将BAI总分大于或等于45分作为焦虑阳性的判断标准。

什么是状态-特质焦虑问卷？

状态-特质焦虑问卷（state-trait anxiety inventory，STAI-Form Y），由Charles D. Spielberger等人编制，首版STAI-Form X于1970年问世，曾经过2000项研究，涉及医学、教育、心理学及其他科学等方面。作者于1979年对STAI-Form X进行修订，1980年修订版STAI-Form Y开始应用，1988年被译成中文。状态焦虑是描述一种不愉快的情绪体验，如紧张、恐惧、忧虑和神经质，伴有自主神经功能的亢进，一般为短暂性的。特质焦虑则是用来描述相对稳定的、作为一种人格特质、具有个体差异的焦虑倾向。STAI由指导语和两个分量表共40项描述题组成。第1~20项为状态焦虑量表（STAI，Form Y-Ⅰ，简称S-AI），用来评价应激情况下的状态焦虑。其中半数为描述负性情绪的条目，半数为正性情绪条目。主要用于评定即刻的或最近某一特定时间或情景的恐惧、紧张、忧虑和神经质的体验或感受。第21~40项为特质焦虑量表（STAI，Form Y-Ⅱ，简称T-AI），用于评定人们经常的情绪体验。其中有11项为描述负性情绪条目，9项为正性情绪条目。可广泛应用于评定内科、外科、心身疾病及精神患者的焦虑情绪，也可用来筛查高校学生、军人和其他职业人群的有关焦虑问题；以及评价心理治疗、药物治疗的效果。

该问卷由自我评定或自我报告来完成。受试者根据指导语逐题进行回答，可用于个人或集体测试，受试者一般需具有初中文化水平。测查无时间限制，一般10~20分钟可完成整个量表条目的回答。STAI每一项进行1~4级评分，S-AI：1——完全没有，2——有些，3——中等程度，4——非常明显。

T–AI：1——几乎没有，2——有些，3——经常，4——几乎总是如此。由受试者根据自己的体验选择最合适的分值。分别计算S–AI和T–AI量表的总分，最小值20，最大值80，反映状态或特质焦虑的程度。

STAI旨在为临床学家、行为学家和内科学家提供一种工具以区别评定短暂的焦虑情绪状态和人格特质性焦虑倾向，为不同的研究目的和临床实践服务。STAI可以分别评定状态焦虑与特质焦虑，优于其他焦虑量表。

什么是儿童社交焦虑量表？

儿童社交焦虑量表（social anxiety scale for children，SASC）是I.a Greca编制的一种儿童社交焦虑症状的筛查量表。用于评估儿童焦虑性障碍，可作为辅助临床诊断、科研及流行病学调查的筛查工具。该量表由两个因子组成，即害怕否定评价、社交回避及苦恼。

其信度与效度好，是一种有效的筛选工具，可为临床儿童社交焦虑性障碍的诊断提供帮助。

儿童焦虑量表SASC是一个测量儿童社交困难的工具，10题分为2个因子，一是测查"社交回避及苦恼"，二是测查"害怕否定评价"，此表可用作自评或他评。

什么是儿童焦虑性情绪障碍筛查表？

儿童焦虑性情绪障碍筛查表（the screen for child anxiety related emotional disorders，SCARED）是由I.a Greca于1988年制定，先用在2~6年级的儿童，后由Vernberg等人又用在了7~8年级的少年前期，适用年龄为7~16岁。量表由10个条目组成，按0~2三级计分：0——没有此问题；1——有时有；2——经常有。该量表由马弘等人于1993年修订，用于9~18岁儿童青少年自评焦虑障碍，由41个条目组成。按0~2三级记分，0——没有此问题；1——有时有；2——经常有。得分高提示存在焦虑表现。该量表平行于DSM–Ⅳ对焦虑性障碍的分类，由5个分量表组成，即：躯体化/惊恐、广泛性焦虑、分离性焦虑、社交恐怖、学校恐怖。

治疗篇

◆ 心理治疗对焦虑障碍有效吗？

◆ 心理治疗为什么能改善焦虑症状？

◆ 焦虑障碍心理治疗的原则是什么？

◆ 焦虑障碍常用的心理治疗方法有哪些？

◆ 如何判断心理治疗的效果？

◆ ……

心理治疗对焦虑障碍有效吗？

心理治疗是指临床医师通过言语或非言语交谈建立起与患者的良好医患关系，应用有关心理学和医学的知识，指导和帮助患者克服和纠正不良的生活方式、行为习惯、情绪障碍、认知偏见，以及适应问题等的治疗方法。

根据对焦虑障碍的治疗目标，可将各种类型的心理治疗分为4类。第1类的目标为减轻情绪逆遇和维持正常的心理和社会适应功能；第2类的目标为帮助人们重新适应其不得不适应的新环境，这种环境可以是一般性质的或者是危机。这两类心理治疗所有的医师都可以使用。第3类的目的为帮助精神障碍患者进行功能重建，这类治疗方法可以单用，也可以与药物合用，但需要经过特殊的专业培训，一般由精神科医师、专业心理学家或专业护士进行操作和应用。第4类的目标为重新塑造或改变因精神障碍所致长期存在的思维和行为方式异常，包括人格的重新塑造。这类心理治疗往往也须由专业心理治疗医师指导和实施。

在精神药物治疗出现以前，心理治疗是焦虑障碍的主要治疗方法。随着抗焦虑药的研发和临床应用的发展，心理治疗在焦虑障碍中的应用与地位并未完全削弱，可见心理治疗对焦虑障碍确实有效。近年来认知与行为治疗的发展，进一步奠定了心理治疗在焦虑障碍治疗中药物治疗难以取代的作用。

心理治疗为什么能改善焦虑症状？

心理治疗之所以不同于一般谈话或谈心，重要一点便是根据对问题或障碍形成的假设进行有的放矢的治疗处理，帮助患者解决心理痛苦。关于焦虑产生的原因，心理学的假设主要有童年期的创伤经历、人格特征、既往生活事件或环境，以及不恰当的认知模式。在了解了患者的核心症状与附加症状及其之间的相互联系后，针对不同问题或靶症状采用相应的有效心理治疗技术，自然能减轻患者的焦虑症状。

焦虑障碍心理治疗的原则是什么？

对焦虑障碍患者进行心理治疗的原则包括：

（1）缓解焦虑症状。

（2）改变不恰当的焦虑认知，让患者理解焦虑就如同爬山，再高的山也有顶，只要坚持就会达到山顶。

（3）恐惧/恐惧症放松＋暴露疗法（克服回避行为）。

（4）强迫症暴露疗法＋反应预防。

（5）关注患者家庭、婚姻中的人际关系问题，提高人际交往和解决问题的能力，帮助患者寻求更积极的应对方式。

焦虑障碍常用的心理治疗方法有哪些？

适用于焦虑障碍的心理治疗方法有许多，如精神动力学治疗、行为治疗、认知疗法、生物反馈治疗、森田治疗、家庭治疗、婚姻治疗、团体心理治疗等。目前临床应用最广、使用较简便、更具公认性和有效性的是行为与认知疗法。

如何判断心理治疗的效果？

心理治疗的疗效主要通过患者的表现来评估，包括：①症状的改变；②人际关系、家庭关系、工作情况、社会适应等方面的改变；③生理健康方面的改变；④饮食、睡眠、性活动等生活方式的改变等。

疗效的评估可以通过患者的自我评估来进行，即患者自己根据主观感觉或体验变化进行评估，也可以由其他人员使用评定量表进行评估。

如何对焦虑障碍患者进行支持性心理治疗？

如果治疗者提供的心理支持构成心理治疗的主要内容，这种治疗便叫作支持性心理治疗。最常用的方法包括倾听、指导、劝解、鼓励、安慰疏导，以及保证等。支持性心理治疗有赖于良好的医患关系。患者与治疗师之间的关系是一种职业关系，为了共同营造良好的治疗关系，治疗师应避免过多地卷入患者事件之中，保持公正、客观地指导，而患者应当相信治疗师的专业能力，但不能过分依赖治疗师。

一旦建立了适当的医患关系，治疗师可采取下列步骤。

（1）倾听：倾听是心理治疗的一个核心技术，一个好的心理治疗师不在于对患者讲多少，而在于听多少，即应当保证充分的时间来倾听患者的问题，让患者感到治疗师在关心自己和理解自己。另外，非言语性关注的姿态和偶尔复述患者的内容有助于达到倾听的目的。

（2）解释和指导：就患者有关躯体和心理的问题给予解释和医学知识宣传，矫正相关的不正确的认识，并给予有效的指导和必要的医学教育。

（3）减轻痛苦或逆遇：通过鼓励患者的情绪表达来减轻其苦恼或心理逆遇。

（4）提高自信心：焦虑障碍是一种慢性疾病，由此患者很容易丧失治疗的信心和希望。因此，提高其自信心特别重要。应该鼓励患者认识到这一点，并帮助他们树立自信。

（5）鼓励自我帮助：患者不可能永久地依赖治疗师所提供的帮助。治疗师应鼓励患者学会自助。这种自助的目的是帮助患者在配合常规临床治疗需要和继续保持原有功能之间建立一种恰当的平衡，这是支持性心理治疗的一个最重要的目的。

心理咨询如何帮助患者解决问题？

心理治疗过程中要解决的是"此时此地"的问题，共有5个步骤。

第一步，了解和澄清问题的性质，并列出所有问题。第二步，让患者挑选出其中的一个问题。第三步，帮助患者考虑各种可能的治疗方法来解决这一问题。列出各种可能的方案，最好是写下来，然后患者挑选最可能实施和成功的方案。清单上其他问题的处理亦采取相同方法，当了解问题后帮助患者确定问题和选择首先采取的方法。第四步，患者付诸行动来执行。第五步，评价做的结果。如果患者问题解决了，选择下一个要解决的问题。如果患者问题没有解决，帮助他回顾复习各个环节和提高在下次解决问题过程中的成功概率。在治疗的整个过程中，鼓励患者独立地确立问题和独立解决问题，以便突出对未来问题的解决策略和处理目前困难的技巧。这种形式的问题解决方法每次30分钟，一般4~8次便可，主要取决于问题的数量和复杂程度。

什么是行为治疗？

行为治疗基于学习理论，即焦虑与恐惧是后天习得的行为后果，可以通过再学习予以纠正。例如，根据经典条件反射理论建立的交互抑制/系统脱敏治疗恐惧症、根据操作条件反射理论建立的强化与负强化的方法，以及以内脏条件反射理论为基础建立的生物反馈治疗与紧张、焦虑有关的心理生理障碍等。

绝大多数的行为治疗方法是较复杂的，需要经过特殊训练，一般由临床心理学家或精神科医师来做。但是，一些比较简单的方法，如放松训练、暴露和自控技术可以由非专业人员（全科医师、护士）进行。

常用的行为治疗技术有哪些？

常用的行为疗法技术主要包括系统脱敏、厌恶疗法、满灌或冲击疗法、阳性强化疗法、发泄疗法、逆转意图疗法、阴性强化疗法、模仿疗法、生物反馈疗法、松弛训练、反应预防、自控技术等。

行为治疗的基本原则有哪些？

首先，患者需要有较强的治疗动机。在行为治疗中患者需学会矫正自己的行为，治疗医师的工作是帮助患者确定哪些需要做、哪些自助技术需要学习，以便在每次治疗会谈间歇期布置一些家庭作业，让患者坚持每天练习以巩固新习得的行为。

各种行为治疗方法的应用均遵循一些基本原则：

（1）循序渐进　逐步给予一系列的练习作业，由易到难，使得患者在处理比较简单的问题中获得信心。让患者认识到路要一步一步地走、饭要一口一口地吃这样的道理。

（2）行为分析　了解、监察症状和行为表现是行为治疗的一个重要部分，可以使用记日记或用评定量表的方式来记录何时出现症状和行为类型（A），有何诱因和可能的促发因素（B），会出现何种后果及可能的强化因素（C）。这种对于事件有关的行为进行详细检查的方式称为行为分析ABC。当然，在治疗期间，日记和量表也作为疗效进展和重新考虑治疗方案的一种检查工具。

（3）实践或练习　将行为作业看成实验来实践完成，须注意，如果达到目的，则意味成功；但没有达到目的并不意味着失败，而是有一个机会更多地了解和认识问题，同时考虑下一步的治疗方案。例如，行为暴露作业会让患者进入引起恐惧的场合并待在那里直至焦虑减轻。如果患者因为过度焦虑而不能待在那里，这一结果并不表明治疗失败，而是说明这一场合所致的害怕比估计的高。同时表明还有一些害怕的内容未被发掘出来，需要进一步了解是哪些潜在的因素存在，或降低能引起害怕的场合等级（如暴露-等级脱敏）。

如何记录"焦虑日记"？

焦虑日记就是详细记录与焦虑有关的行为、想法、感受及身体反应，从而认识引发焦虑的原因和诱发因素。

焦虑日记主要包括以下方面的内容：

（1）日期（发生事件的具体时间）。

（2）焦虑产生的情境（如乘公共汽车外出）。

（3）当时的身体反应（心悸、出汗、呼吸困难、想逃开）。

（4）情绪和行为心理感受（紧张不安、担心会发疯、必须下车）。

（5）评价焦虑的程度（0分为无焦虑~10分为极度焦虑）。

（6）记录此刻的想法。

克服焦虑障碍的应急措施有哪些？

（1）暂停和放慢呼吸频率，从头到脚放松身体，慢慢恢复原来的行为。

（2）聚精会神地勾画一副令人放松的情景，想象自己身临其境。

（3）找个感兴趣的事情去做：下棋、打球、散步或找人聊天等。

（4）将注意力集中到其他事情上，试着观察细节。

（5）回忆处理类似局面的情景，或回忆过去经历成功时的喜悦。

（6）倒数数字或倒叙让你感到高兴或平静的事。

（7）回忆一个美好的事情，让你重新体验快乐的感觉。

（8）考虑一件你感兴趣的事，做详细的计划。

（9）积极进行认知强化："我能克服焦虑、焦虑并不危险。"

（10）深吸一口气，尽量延长屏气时间，慢慢呼气。

什么是松弛疗法？

松弛疗法又称"松弛训练法"。这是一种行为治疗的方法，也是多种心理治疗所采用的基础训练和心理训练的实用有效方法。松弛疗法或训练是强迫症行为和其他神经症的基础性心理疗法。

这类治疗通过降低肌肉紧张和自主神经兴奋来减轻焦虑。治疗时可向患者解释主要的放松内容，一步一步地放松肌肉，减慢呼吸的频率（像睡眠时那样深而缓慢），集中注意于精神松弛而减少不必要的多想多虑；另外，某些放松方法是通过反复想象一个安静的场景。这类疗法在某些情况下使用会取得相当好的疗效，如放松训练对应激反应体验作用较好，但对已发展成为焦虑或强迫障碍的患者效果欠佳。但如果与其他疗法结合起来应用不失为一个好的辅助方法（放松+暴露治疗焦虑，放松+暴露+反应预防治疗强迫）。

常用的松弛疗法包括渐进性肌肉放松法、呼吸松弛训练法、想象松弛训练法及自我暗示松弛训练法。

松弛疗法能防治哪些心理疾病？

松弛疗法的适用范围和作用：①防治神经症。通过消除焦虑、恐惧、紧张情绪防治各种神经症，尤其适用恐惧症、强迫症和焦虑症。②医治多种心身疾病。消除心身疾病的情绪障碍和身心交叉的恶性循环，使身体早日恢复健康。尤其适用于产科分娩时心身障碍。③纠治各种心理社会适应不良引致的综合征，例如考试综合征、学校适应不良综合征和恐学症等。④广泛用于心理训练，纠治各种心理缺陷，增强心理防卫功能和精神潜力。例如，将松弛疗法用于心理稳定训练、社交训练、纠治各种社交障碍或性格、情感缺陷等。⑤培养心理自控能力。有效的松弛训练必须要求被训练者排除杂念，注意力高度集中，即达到"入静"或"入神"境界。反复训练后使自己心理稳定、自制自控，培养在一定时间内自控心理行为的能力。这种能力是青少年从事学习、工作和一切有社会意义活动的最起码的心理能力。⑥治疗失眠等睡眠障碍。临床实践表明，松弛疗法有良好的镇静催眠作用。许多患者在临睡前进行松弛训练的过程中安静入睡，并且睡眠质量良好，次日头脑清醒，思维效能提高。

什么是渐进性肌肉放松法？

渐进性肌肉放松法通过全身主要肌肉主动收缩－放松的反复交替练习，使人体会到紧张和放松的不同感觉，从而更好地认识紧张反应，并对此进行放松，最后达到身心放松的目的。这种松弛治疗不仅能影响肌肉骨骼系统，还能使大脑皮层处于较低的唤醒水平，并且能够对全身各个器官的功能起到调整作用。在这种松弛治疗的每一个步骤中，最基本的动作是：紧张你的肌肉，注意这种感觉，保持这种紧张感3~5秒钟，然后放松10~15秒钟，仔细体会肌肉放松时的感觉。松弛的顺序是：足部，腿部，腹部，背部，肩部/脖子，手臂部，脸部，全身，每个部位重复2次。做完后，若还感到紧张，可以再全部重复1次，若是局部感到紧张，可以重复局部的训练。若松弛效果较好，应该让来访者休息一会儿并放松心理，可以让其想象一些舒适、宁静的情境，调整呼吸。

什么是呼吸松弛训练法？

是指采用稳定的、缓慢的深吸气和深呼气方法，达到松弛目的。一般要求连续呼吸20次以上，每分钟呼吸频率在10~15次（视人而异，要事先通过定期自我训练，在实践中自我体会，确定最佳呼吸频率，并要求训练成熟后再实际应用）。吸气时双手慢慢握拳，微屈手腕，最大吸气后稍屏息一段时间，再缓慢呼气，两手放松，全身肌肉处于松弛状态，如此重复呼吸。训练时注意力集中，全身肌肉放松。平时每天练习1~2次，每次10~15分钟。每一训练期为15~20次。可休息几天，重复训练。可采用坐位或卧位训练，成功后可随时在实际中应用。

什么是想象松弛训练法？

想象松弛训练法是指遇到不良情境产生紧张、恐惧和焦虑情绪时，运用自己的想象力，主动地想象最能使自己感到轻松愉快的生活情境，用以转换或对抗不良心理状态。例如想象自己躺在和煦的阳光下，在海边聆听大海的波涛声，充分享受大自然的美景和情趣，想象自己在环境幽雅、景色迷人的公园里休憩，在风光迷人、空气清新的优美环境中感受鸟语花香带来的乐趣，心境无比舒畅。想象的内容最好是自己过去亲自经历过的生活情景，并且能唤起终身难忘的轻松愉快心理。

对于足不出户、想象力不丰富、生活经历贫乏的患者，补救的办法是回忆自己观看过的最精彩、最令人愉悦的影视节目中的片断情景。

什么是自我暗示松弛训练法？

自我暗示松弛训练法是指利用指导性短语，自我暗示、自我命令，消除紧张恐惧心理，增强意志力量，保持镇定平衡的心理状态。例如："这些感觉虽然可怕，但不足畏惧，我可以改变它"，"我太惊慌失措了，我不必为此小事大惊小怪，我会自己克服的"，"这些情境没有什么了不起，我一定会克服的"。

指导性短语由患者自行设计制定，不必千篇一律，生搬硬套。要求短小精悍，流畅顺口，具有鼓舞斗志和自我命令、自我镇静的作用。实践表明，当患者在做一件会引起自己恐惧焦虑的事时，事先做好充分的心理准备，采用本法训练后再行动，确实具有镇静治疗作用。

如何进行简单的放松训练？

（1）安静的环境，舒适的姿势。

（2）闭目养神。

（3）尽量放松全身肌肉，从脚开始逐渐进行到面部，完全放松。

（4）用鼻呼吸，并能意识到自己的呼吸。当呼气时默诵"1——"，吸气时默诵"2——"。

（5）持续20分钟，可以睁开眼睛核对时间，但不能用报警器。结束时首先闭眼而后睁开眼睛，安静地坐几分钟。

（6）不要担心是否能成功地达到深度的松弛，耐心地维持被动心态。让松弛按自己的步调出现。当分心的思想出现时不要理睬它，并继续默诵"1——2——"。随后松弛反应将不费力地出现。进行这种训练，每天1~2次。但是不要在饭后1小时内进行，因消化过程可能会干扰预期效果。

如何进行音乐冥想放松训练？

1.操作步骤

（1）选择一首轻松而舒缓的音乐，配以想象意境的指导语。

（2）选择一个安静的环境，仰卧在床上，将四肢伸展放平，使有舒服的感觉。

（3）随着音乐和指导语的播放，呼吸保持深慢而均匀。

（4）随着指导语的播放，意念同时伴随着想象的意境，在想象的同时，感觉到有股暖流在身体内运动。

2.指导语

我躺在美丽的大海边，沙子又细又柔软。我感到很舒服。我躺在温暖的沙滩上，一缕阳光照射过来，我感到温暖、舒服。耳边响起了海浪的声音，我感到温暖而舒服。一阵微风吹过来，我有一种说不出的舒畅的感觉。微风带走了我的思想，只剩下一片金色的阳光。海浪不停地拍打海岸，我的思绪随着海浪的节奏，涌上来，又退下去。温暖的海风吹过来，又离去，带走了我的思绪。我感到沙滩柔软，海风轻缓，阳光温暖。蓝色的天空和大海紧紧地笼罩着我，阳光照遍我的全身，我感到身体暖洋洋的，阳光照在我的头上，我感到温暖和沉重。

轻松暖流，流进我的脖子，我感到温暖和沉重。我的呼吸变慢变深。轻松暖流，流进我的右肩，我感到温暖和沉重。我的呼吸变慢变深。轻松暖流，流进我的右臂，我感到温暖和沉重。我的呼吸变慢变深。轻松暖流，流进我的右手，我感到温暖和沉重。我的呼吸变慢变深。

轻松暖流，又流回我的脖子，我感到温暖和沉重。我的呼吸变慢变深。轻松暖流，流进我的左肩，我感到温暖和沉重。我的呼吸变慢变深。轻松暖流，流进我的左臂，我感到温暖和沉重。我的呼吸变慢变深。轻松暖流，流进我的左手，我感到温暖和沉重。我的呼吸变慢变深。

我的呼吸变慢，变得越来越轻松。心跳也越来越慢，越来越有力。轻松暖流，流进我的右腿，我感到温暖和沉重。我的呼吸变慢变深。轻松暖流，流进我的右脚，我感到温暖和沉重。我的呼吸变慢变深。轻松暖流，流进我的左腿，我感到温暖和沉重。我的呼吸变慢变深。轻松暖流，流进我的左脚，我感到温暖和沉重。我的呼吸变慢变深。

我的呼吸越来越轻松，越来越深。轻松暖流，流进我的腹部，我感到温暖和轻松。我的呼吸变慢变深。轻松暖流，流进我的胃部，我感到温暖和轻松。我的呼吸变慢变深。轻松暖流，流进我的心脏，我感到温暖和轻松。我的呼吸变慢变深。轻松暖流，流进我的全身，我感到温暖和轻松。我整个身体变得平静，心里也平静极了。我已经感觉不到周围的存在了，我安静地躺在大自然中，感到非常轻松、非常自在。

如何进行白云疗法？

想象自己躺在一块草坪上，自己的头顶是一片蓝蓝的天空，天空下有一片白云，厚厚的，洁白的，慢慢地落在我的身上。我被白云层层地包裹着，白云开始慢慢地向上飘，自己的身体也跟着白云向上飘，感觉自己越来越轻，越来越轻，身体好像完全失去了重力，越来越轻，慢慢地，慢慢地，自己躺在这片白云上睡着了。

如何进行海浪疗法？

想象自己躺在海边，蓝色的大海，金色的海滩。我躺在松软舒适的沙滩上，感觉身体下面是软软的、细细的、暖暖的细沙。沙子包裹着我，太阳照在我的身上，感觉非常的温暖、舒适、安详，海水慢慢浸湿了我，有些清凉，海浪慢慢地退去，又慢慢地按摩我的肌肤，舒服极了。我就躺在这片舒适的沙滩上慢慢地睡着了。

什么是生物反馈治疗？

生物反馈治疗是一种借助于电子仪器，让人们能够知道自己身体内部正在发生变化的行为矫治技术。通过生物反馈治疗有助于患者调整和控制自己的心率、血压、胃肠蠕动、肌紧张程度、汗腺活动和脑电波等几乎包括所有的身体功能的活动情况，从而改善机体内部各个器官系统的功能状态，生物反馈和松弛反应训练相结合，可以使人更快、更有效地通过训练学会使用松弛反应来对抗并消除焦虑。

什么是暴露疗法？

这类方法主要用于治疗恐惧障碍，因为恐惧实际上是患者在焦虑的基础上产生的回避行为，是采取了不恰当的方式来应对焦虑。单纯恐惧症（如怕蛇、怕登高）一般单用暴露即可取得效果，但社交恐惧和场所恐惧症一般用暴露合并认知疗法的方法效果较好。基本的方法是说服患者必须面对其回避的境遇。一般采取进入害怕的场合作为实体暴露（即身临其境），但如果实践应用不可能的话，也可采取让患者想象的方法（想象暴露或系统脱敏）。如果采用的暴露是缓慢、逐步递增的方法，则称为脱敏，如果是快速暴露的话，则称为满灌。研究表明中等速度的暴露可以达到相同的疗效，而且为绝大多数患者所能接受。这种介于两者之间的方式通常就是指暴露。

什么是系统脱敏疗法？

系统脱敏疗法是沃尔普在20世纪50年代末期发展起来的一种行为疗法。他认为神经症的起因是在焦虑情境中原来不引起焦虑的中性刺激与焦虑反应多次结合而成为较为牢固的焦虑刺激，产生异常的焦虑情绪或紧张行为。现在将焦虑刺激和与焦虑反应不相容的另一种反应例如松弛反应多次结合，这两种反应是相互抑制的，于是就逐渐削弱了原来的焦虑刺激与焦虑反应之间的联系，逐步减轻对焦虑刺激的敏感性，因而这一疗法被称为系统脱敏疗法。

系统脱敏疗法对由明显环境因素引起的某些恐惧症、强迫症特别有效。

具体步骤如下：

首先要患者学会放松。根据病种的不同采用不同的放松训练。一般应用肌肉放松训练的方法来对抗恐惧症中的焦虑情绪。训练时要求患者首先学会体验肌肉紧张与肌肉松弛之间在感觉上的差别，以便能主动掌握松弛过程，然后根据指导语进行全身各部分肌肉先紧张后松弛的训练，直至能主动自如地放松全身的肌肉。

将引起患者焦虑反应的具体情景按焦虑层次顺序排列。如患者恐惧猫，可将引起最轻的焦虑到引起最强烈的恐惧情景按层次顺序排列，从想象猫、看猫的图片、看长毛绒猫玩具、摸长毛绒猫玩具、看一只真的猫，直到摸一只真的猫。

让患者坐在舒适的靠背椅子上，并使自己全身肌肉放松。按排列好的列表逐步进行，如果患者通过了某一情景，不再出现焦虑，则进入到下一情景。直到患者克服恐惧的事物。

什么是满灌疗法？

满灌疗法也称暴露疗法，它与系统脱敏疗法正好相反。治疗一开始就让患者进入最使他恐惧的情境中。一般采用想象的方式，鼓励患者想象最使他恐惧的场面，或者心理医生在旁边反复地，甚至不厌其烦地讲述他最感害怕的情景中的细节，或者用录像、幻灯放映最使患者恐惧的情景，以加深患者的焦虑程度，同时不允许患者采取堵耳朵、闭眼睛、哭喊等逃避措施。在反复的恐惧刺激下，使患者因焦虑紧张而出现心跳加剧、呼吸困难、面色发白、四肢发冷等自主神经系统反应，患者最担心的可怕灾难并没有发生，焦虑反应也就相应地消退了。或者直接把患者带入他最害怕的情境，经过实际体验，觉得也没有什么了不起，慢慢地就不怕了。

满灌疗法常被用来治疗焦虑症和恐惧症。此疗法虽然所用时间短，解决问题比较干脆，但对患者身心冲击较大，因此在具体运用时，还要考虑患者的文化水平、受暗示程度、发病原因和身体状况等多种因素。对体质虚弱、有心脏病、高血压和承受力弱的患者，不能应用此法，以免发生意外。

什么是反应预防？

这种治疗主要用于治疗强迫性仪式动作。根据观察发现，如果患者在短时间内努力抑制其重复动作的话，仪式行为会逐步减轻。为了取得疗效，这种抑制必须持续到焦虑情绪减轻，一般为1小时左右，而绝大多数患者认为如果不做仪式动作的话，其焦虑会达到难以忍受的程度。因此，向患者解释治疗的原理非常重要，即焦虑是一个自限的过程，随着时间的推移会自行缓解，不可能一直持续下去直到精神崩溃。起初，绝大多数的患者需要在他人帮助下才能完成在要求的时间里抑制不做仪式性动作。一旦患者能够自我控制，应该鼓励患者去面对各种可能会引起仪式动作的刺激，同时继续不断练习反应预防。随着治疗过程的不断重复练习，仪式动作和有关的强迫思维会逐步减少和减轻。

什么是思维停顿或中断？

这种治疗方法用于没有仪式动作，仅有强迫思维的患者，该治疗的目的是分散和中断患者的强迫想法。一种简单而有效的方法是让患者弹戴在手腕上的橡皮圈来产生疼痛的刺激，这样会暂时性地中断强迫思维。反复练习后使得患者能控制强迫思维，而不需外界刺激，但长期疗效难以取得。另外一种方式是让患者将想法讲出来或写下来以中断强迫思维。一般来说，治疗强迫思维的疗效较治疗仪式动作的反应预防为差。

什么是社交技巧和自信心的训练？

这种治疗方法主要用于社交焦虑障碍患者和其他过度害羞的人。目的是鼓励患者直接地用社会所认可的方式来表达思想和感情。第一步是分析患者的行为，其中包括面部表情、眼神接触、姿势、语调以及社交场合的交际语汇。然后帮助患者在某些适当的场合练习社交的技能和自信，如面对百货店营业员白眼和冷面孔，治疗医师可帮助患者制定恰当的反应，并使其学会怎样应付。有时治疗医师和患者可以反串各自的角色，以帮助患者了解他人的看法（如患者扮演营业员，医师扮演顾客）。鼓励患者在院外适当地练习所学到的方法，并每天记录下练习的过程和结果。

社交技巧训练内容主要包括：

（1）会谈技巧　由语言和非语言行为所组成，包括说话的音调、速度、流畅性、音量大小、身体姿态、手势、眼神接触与身体距离以及面部表情等等。

（2）社会知觉技巧　包括倾听技巧，澄清问题技巧，知觉当时情景技巧，控制情绪状态技巧等。治疗师训练来访者如何倾听别人的谈话，如何正确地澄清问题，发现自己和他人一些流露情绪和思维状态的细节，以及如何让他人体会到自己的真诚。

（3）特殊情景处理技巧　包括果断技巧（例如拒绝他人不合理的要求，以维护个人权利或大众的利益），表达自己正向与负向感受的技巧，与异性交往的社交技巧（如与异性交往时适当的谈吐与态度，电话礼貌，与朋友约会，如何良好地介绍自己）等。

如何对焦虑障碍患者进行认知疗法？

认知过程一般由3部分组成：①接受和评价信息的过程；②产生应付和处理问题方法的过程；③预测和估计结果的过程。认知疗法的基本观点是：认知过程是行为和情感的中介；适应不良行为和情感与适应不良性认知有关。认知疗法的目的就是改变不良认知，继而使患者的情感及行为发生变化，以促进心理障碍的好转。

认知疗法治疗焦虑障碍包括以下几个步骤：首先通过与患者交谈和让其每天记录症状出现前和发生时的想法来确定其不恰当的思维方式；第二步是通过提问来使得患者检查其不恰当思维的逻辑基础，如患者讲在焦虑发作时他担心即将有心脏病发作，可以问他为什么既往的焦虑发作没有一次导致心脏病发作。第三步，让患者考虑换一种思考问题的方式，如新的解释是：因为担心心脏病发作从而使得焦虑加重，心悸是高度焦虑的后果，并不是心脏病的体征。第四步，鼓励患者真实性检验，验证这些替代的新解释结果如何，他会发现当他不再想到心脏病时心悸症状反而变得轻多了。

哪些自我提问可以纠正焦虑障碍的不良认知？

（1）我所持有的焦虑性思维是正确的吗？

（2）放弃焦虑性思维会有怎样的结果？

（3）可能发生的最糟糕的后果是什么？

（4）即使出现最糟糕的后果，如何应对？

（5）看待这个情境最合理的方式是什么？

什么是焦虑处置训练？

焦虑处置训练是近年来常用的一种方法，是焦虑的一种综合心理治疗方法，它综合了暴露、放松和认知疗法等有关技术。它主要有3个组成部分：①自我监测。即每天记录焦虑的发作次数、持续时间、严重程度等。②解释。③自我放松。

如何对焦虑障碍患者实施精神动力学心理治疗？

精神动力学心理治疗是Freud 于19世纪晚期创建的，经过1个多世纪的发展，已成为当今心理治疗最主要的流派之一。它在关注精神症状的同时，更关注引起症状的原因，注重早年客体关系对个体心理成长的影响，通过探索个体早年的成长经历，深入阐释精神症状产生的必然性和重复性。通过心理动力学的治疗情境，再现患者的潜意识心理冲突模式，运用澄清、面质、解释等技术对移情、反移情、阻抗等现象进行工作，治愈患者的早年心理创伤，帮助患者获得心理成长，从而达到精神康复的目的。

精神动力学心理治疗的特殊技术是用来了解和检查患者潜意识的治疗。主要有：①自由联想，即让患者从其问题的开始自由畅谈其想法而不必考虑其逻辑性。②释梦，通过对梦境的分析来找出这些梦的体验对患者的含义。③应用移情，可通过两种途径来深入，即增加会谈见面的次数（一周2次、3次或更多），以及治疗医师采取被动的角色，几乎不讲什么或谈及自身的情况，完全由患者漫谈。治疗可以使用移情解释或修通来将目前与过去的行为联系起来，帮助患者更加清晰地认识自己的感情。

精神动力学心理治疗过程包括初始访谈、中期治疗、结束治疗3个阶段。

初始访谈：一般指开始的1~3次治疗性访谈，主要目标是建立心理治疗联盟并进行心理动力学诊断和评估。在精神动力学的诊断评估中，除了详细探讨症状群及其相关因素外，还要了解来访者的成长经历、创伤体验、性心理的发育发展状况、与家庭重要成员的关系状况、婚姻关系、人际交往状况等，进而对患者的核心心理冲突、心理防御机制、人格成熟水平等做出评估，并在此基础上与患者共同制定心理治疗的目标，做出治疗的设置和安排。在精神动力学治疗中，访谈的开始也是治疗的开始。精神动力学诊断评估并不随着初始访谈的结束而结束，而是和治疗过程一起相伴而走，不断地得到完善和修正，直到治疗的结束。

中期治疗：随着精神动力学诊断评估的进行，治疗师与患者建立了可以信赖的治疗联盟。基于对患者的精神动力学各个纬度的理解，对于神经症性人格结构水平的患者，以分析性治疗技术为主；对于人格结构有缺陷或人格整合水平较低的患者，以肯定性治疗技术为主。

综合运用精神动力心理治疗特有的技术，帮助患者认识自己的潜意识，了解自己的防御机制，修通其旧有的心理创伤，平衡其心理冲突，从而促进其人格成熟水平，达到从根本上消除临床症状的目的。

治疗结束阶段：由于精神动力学心理治疗发生作用的核心因素是治疗关系，而关系的结束不能是突然的过程，因此需要与患者一起讨论是否可以结束以及如何结束。治疗的结束是一种人际分离，往往会引起一定程度的症状反复，此时也是在结束阶段进行治疗的很好契机。治疗师与患者一起讨论关于分离的话题是这个阶段的主要工作内容。从长远目标上看，适时结束治疗对患者的心理成长会有帮助作用。

什么是森田治疗？

森田疗法是由日本精神病学家森田正马博士创立的一种基于东方文化背景的、独特的、自成体系的心理治疗的理论与方法。20世纪80年代末国内开始引进。森田疗法强调顺其自然，忍受痛苦，为所当为，简单地说就是要按照客观规律办事，带着症状去做好自己的生活、工作及学习。

森田治疗的目标包括：①改变患者的疑病基调。②打破精神交互作用对症状影响的恶性循环。③将"求生欲望"投向外界，促进社会功能恢复。

其实施要点包括：①顺应自然、有所作为，要求患者对症状及继发的烦恼不介意、不回避、不抵抗，要坦然面对现实；在接受焦虑、烦恼的同时，采取积极行动，去做应该做的事。②择优而居，有所体会，即选择适当的环境，单身独处，达到省悟，消除烦闷、焦虑。③情感调适，良性塑造，即让情绪自然发泄后，重复体验，体会控制情感及行为的成功，在新的经验形成中反复强化，增强信心，达到重塑的目的。

森田治疗的疗程一般为30天，分为4期。①绝对卧床期，经历"安静—烦闷—无聊—自由睡眠"等过程。②轻作业期，仍处隔离状态，仅允许小范围自发活动及持续地干些无多大意义琐事如读报、写日记等，使其"渴望有事干"。③重作业期，包括田间劳动、整理庭院及较重的体力劳动或体育锻炼，使患者忙得无暇注意自己的体内不适。④复杂生活实践期，让患者接触外界，进行多方位的人际交往。

在治疗期间基本让患者顺其自然，但要求患者处隔离状态，并规定每天写日记，医生阅看后给予批阅。医生的查房绝不问起"您有什么不舒服？"，而是"昨天你干了些什么事。"事前告知患者治疗期间拒绝听取有关疾病症状的叙述，即"不问诊"法。

如何治疗惊恐障碍？

认知行为理论认为，惊恐障碍患者在特定的情景下，会产生一些不合理的自动想法，比如在惊恐发作的情况下，针对出汗、心悸、胸闷等躯体感觉，患者会出现"我会疯了""我会死了"这样的自动性思维，而正是这样的思维，让患者感到非常的恐惧、紧张，从而出现心悸加重等躯体不适，继而产生这样的自动性思维"这样的场合会让我发疯""我离不开人"，于是回避许多场合，并且需要人照顾，陷入一个恶性循环之中。在这个循环中，认知、情绪、生理反应和行为四方面相互影响。认知行为治疗的核心指导思想是通过识别和改变歪曲的认知模式，带来情绪、生理反应和行为的改变。通过后者的改变，又能促进合理认知的重建，治疗惊恐障碍。

认知行为治疗首先必须建立在良好的治疗联盟上，治疗师对患者要有足够的理解和共情。

认知行为治疗一般有固定的日程安排，每周1~2次，每次50分钟左右。标准的认知行为治疗包括治疗前评估、正式治疗、巩固治疗3个阶段。

治疗前评估主要是收集患者的临床症状，评估诱发因素和惯常的应对方式，考察其生活方式、人际强化因素，引出自动思维、情绪和认知图式。评估患者对心理治疗、药物治疗的动机，介绍认知行为治疗的原理、操作过程和疗效，判断患者是否适合接受治疗。在评估之后，与患者达成治疗协议，建立起心理治疗关系，确定治疗设置及制定治疗目标。

正式治疗注重不合理认知模式的识别与重建和行为的改变。首先帮助患者了解事件、认知、情绪、生理反应、行为之间的关系，认识到认知歪曲对惊恐发作的影响。训练对不合理自动思维的识别，如"心跳加速就会死掉"，学习运用多种技术来挑战这种自动思维，如"运动时心跳也会加速，但不会死掉"。随着治疗的进展，这种识别和挑战逐渐过渡到更为持久的中间信念，如"我不能有任何疾病，否则就不可爱。"最后过渡到对最为持久的核心信念的识别和挑战，如"我是一个有缺陷的人"。这种核心信念往往与早年的经历密切联系，也最具挑战性。家庭作业是认知行为治疗的重要组成部分。每次治疗后，治疗师都要根据本次治疗的内容，与患者一起讨论家庭作业的安排。每次治疗开始时，要讨论家庭作业的完成情况，进行心境检查，协商本次治疗的内容和目标。

通过系统的认知行为治疗，惊恐患者的症状往往能获得明显改善。通常，正式治疗结束后，可以继续安排3~5次间隔时间稍长些的巩固治疗，比如间隔两周或间隔1个月，继续就前期治疗中所掌握的技术加以训练，并运用于解决新近出现的问题。让患者能够习惯性地识别其不合理的自动思维，熟练地对其进行挑战，从而达到预防惊恐障碍复发的目的。

惊恐障碍患者如何调节自己的情绪？

通常患者在感到焦虑或惊恐时，往往全神贯注于自己的异常感受，这给焦虑情绪起到一个推波助澜的效果，此时如果能转移注意力，则可以达到一定的效果，可选择和他人聊天，打电话，出去散步或看电影等，也可采用下面的几个方法。

（1）数数法　即把自己的注意力转移到身体之外的物体或事物上，如数一数在身边过了几辆红色的小轿车，或马路边的树木，等等。

（2）想象法　想象一个比较愉快的环境，根据习惯开始描述在整个环境中看到了什么，正在干什么。

（3）理智法　这个方法建立在个人有了一定的认知基础，能够认识到自己在其中起到了什么作用，并可以告诉自己现在的焦虑只是自己的一个感受，不是真的，并且自己有能力可以控制，战胜惊恐。这时，主观意识是游离于自己的身体之外的，自己是一个清醒的旁观者。

惊恐发作时如何调整呼吸？

惊恐发作时很多患者呼吸急促，这会导致体内二氧化碳减少，进一步加剧身体症状，如头晕、四肢刺痛。此时学会控制呼吸对控制症状非常重要。最简单的方法是用双手将一个没有漏洞的纸袋（不能用塑料袋）紧紧地套在自己的鼻子和嘴上，做深呼吸10次。

用下面的控制呼吸法呼吸不仅有急救的作用，还能够降低你总的焦虑水平。

腹式呼吸：保持坐姿，身体后靠，不要驼背，五指并拢，双掌放于肚脐上。把你的肺想象成一个气球，用鼻子长长地吸一口气，把气球充满气，保持2秒钟。这时你看到你的手被顶起。再用嘴呼气，给气球放气，看你的手是否在慢慢回落。

慢呼吸：学会腹式呼吸后，开始学计时呼吸，不让呼吸变快。你要用4秒的时间吸气，再用4秒的时间呼气。

控制呼吸的方法必须每天坚持练习多次。在你练习的时候，它已经在帮助你降低对焦虑的易感度。更重要的是，如果不能达到不假思索地使用这种呼吸法，在惊恐发作时，是派不上用场的。

如何对强迫症患者进行行为治疗？

行为主义理论在对于强迫症的认识上主要有两种观点。第一种观点认为强迫症患者是借助于各种行为和仪式动作来缓解焦虑，称为"驱力降低模型"。依照这个模型，行为治疗主要集中于通过激发可以减少焦虑的情境来消除不适当行为与仪式动作。第二种观点是基于操作条件反射而建立的，强调对强迫行为的后果进行调节，因此在这个模型中大量运用惩罚和示范学习。

采用驱力降低模型进行治疗的主要方法是各种降低焦虑的技术，其中最常用的是系统脱敏。暴露疗法在过去的几十年中也被许多人重视和运用，尤其是把患者逐渐暴露于各种无论是想象的还是现实的焦虑情境中，效果都很好。在进行暴露疗法的同时，还可以配合反应阻止法。这种方法在于减少仪式性动作和强迫观念出现的频度。

榜样学习技术也经常被运用于强迫症的治疗中，主要有参与示范和被动示范，其中参与示范运用最多。和系统脱敏一样，实施参与示范也需要建立刺激等级。从最低等级到最高等级，治疗者逐渐示范暴露在相应的情景中，然后再由患者自己逐渐面对这个情境，直到能够完全独立面对为止。被动示范也是让患者观察治疗者从低到高地接触各种情境，所不同的只是不让患者介入情境。此外，这两种治疗都采用反应阻止法。譬如，在治疗强迫性洁癖的时候，治疗者可以借助于某种协议来阻止儿童的所有洗手行为。一般认为参与示范比被动示范的治疗效果更好一些。示范学习经常可以与暴露疗法结合起来加以使用，效果会更好。

什么是人际关系心理治疗？

人际心理治疗（IPT）是由Klerman等人在19世纪70年代发展起来的，起初主要用于门诊重性抑郁患者的维持心理治疗，以后逐渐应用于其他精神障碍的治疗。

IPT是一种限时、可操作性强的心理治疗，治疗时间可以与药物治疗相对应，对急性期的治疗通常为每周1~2次（每次50~60分钟）的门诊治疗，共持续12~20周；维持治疗每月1次，可持续几年。其治疗目标针对患者的核心症状，而非改变性格。它不强调病因学和因果关系，而是让患者学会把情绪与人际交往联系起来，通过适当的人际关系调整和改善来减轻焦虑。影响焦虑障碍患者常见的人际问题有：不正常的焦虑反应；人际角色的困扰；角色转换的不适应；良好人际关系的缺乏等。治疗师应把治疗的重点放在患者的情感调节上，注意焦虑症状与人际事件的相互作用；可以采取积极鼓励、尝试多种选择，并在适当的时候直接提供建议等方式。另外，角色扮演对患者建立新的人际交往模式通常也是有帮助的。

IPT可以分为3个阶段。治疗初期通常为1~3次会谈，主要工作为采集病史、做出诊断及介绍IPT治疗的一般情况；治疗中期为治疗的主要阶段，重点在4个人际问题中的1个或2个以上，即悲伤反应、人际角色的困扰、角色变化或人际关系缺乏；治疗后期为回顾治疗的全过程，巩固疗效并准备结束治疗。

什么是集体心理治疗?

对焦虑障碍患者既可实施个别心理治疗，也可进行集体心理治疗。集体心理治疗，就是组织一组病情类似的患者进行系统地、有步骤地讲解和讨论，解决共同有关的问题。集体中的成员共同参与体验，减轻了孤独感，使人得以成长，勇于担当改变自身所带来的风险。

集体心理治疗，每次时间以 1.5~2 小时为宜，每周可举行 2~3 次。治疗次数根据病情进展情况决定，一般为 3~5 次。治疗可分 3 个阶段进行，第一阶段：治疗师首先对患者说明集体心理治疗的意义和目的，鼓励患者积极参加，增加战胜疾病的信心。第二阶段：即讨论分析阶段，启发和引导患者联系自己的情况进行讨论和分析。第三阶段：即制订康复规划阶段。

常用于治疗焦虑障碍的集体心理治疗有认知行为团体治疗、社交技巧训练、完善自我集体心理治疗等方法。认知行为团体治疗的治疗内容包括逐步暴露、认知重建干预等。在初始阶段，让来访者了解有关焦虑情况的自然属性方面的知识，以及在焦虑性认知、焦虑反应和回避行为之间的交互持续环路，让来访者学会识别在社交场合中的歪曲的认知和思维上的逻辑缺陷，然后来访者进入小组实践，逐步暴露，学会如何应对焦虑。

治疗创伤后应激障碍的心理治疗方法有哪些?

心理治疗被认为是创伤后应激障碍的首选治疗方案。治疗创伤后应激障碍的常用心理治疗方法有：危机干预、危机事件应激报告、眼动脱敏和再加工治疗、认知行为治疗等。

什么是危机干预?

创伤性应激事件可能会导致受害者情绪和心理状态的失衡，如果这种失衡的状态不能得到舒缓，将会引起一系列的心理和生理问题。因此在创伤事件发生后应尽快对当事者进行危机心理干预。

危机干预的目标是帮助危机中的人认识和矫正因创伤性事件引发的暂时的认知、情绪障碍和行为扭曲。为了进行有效的危机心理干预，必须了解人们在危机状态下有哪些心理需要。如在灾难性事件之后人们会担心环境是否安全、健康是否有保障等，想找人吐露内心感受，希望得到他人情感的理解与支持，渴望生活能够尽快安定，恢复到正常状态。这些心理需要为危机心理干预提供了依据。

危机干预的时间一般在危机发生后的数个小时、数天，或是数星期。危机干预工作者一般必须是经过专门训练的心理学家、社会工作者、精神科医生等。危机干预的方法有多种形式。危机心理咨询与传统心理咨询不同，需要使用立即性、灵活性、方便性、短期性的咨询策略来协助人们适应与度过危机，尽快恢复正常功能。心理支持性团体在危机干预中得到广泛应用。

绝大多数人在遭受创伤后都会出现悲伤反应，提供有效的应付策略和迅速的适应方式能够帮助他们尽快摆脱悲伤，恢复平衡。

什么是危机事件应激报告？

危机事件应激报告（CISD）是一种系统的、通过交谈来减轻压力的方法。它是根据战场上的心理救援工作的原则而建立的，即接近性，最接近前线进行治疗；实时性，最快时间进行治疗；目标性，用最快时间把士兵送回前线继续作战。其总体目标是减少创伤事件给救援人员带来的心灵创伤，保持他们心理状态的平衡，防止创伤后应激障碍的产生，找出需要专业心理治疗者。

CISD通过公开讨论内心感受、支持和安慰、资源动员等方法帮助当事人在心理上消化创伤体验。一般在灾难发生后24~48小时之间是最佳的实施时间，6周后效果甚微。正规CISD通常由合格的精神卫生专业人员指导，指导者必须对创伤后应激障碍有广泛了解，在事件发生24小时后，事件中涉及的所有人员都必须参加CISD。

CISD可以分为6个阶段，第一阶段为介绍期，指导者进行自我介绍，介绍CISD的规则，仔细解释保密问题。第二阶段为事实期，请参加者描述事件发生过程中他们自己及事件本身的一些实际情况；询问参加者在这些严重事件过程中的所在、所闻、所见、所嗅和所为；每一参加者都必须发言，然后参加者会感到整个事件由此而真相大白。第三阶段为感受期，询问有关感受的问题：事件发生时您有何感受？您目前有何感受？以前您有过类似感受吗？第四阶段为症状期，请参加者描述自己的症状，如失眠、食欲不振、脑子不停地闪出事件的影子，注意力不集中，记忆力下降，决策和解决问题的能力减退，易发脾气，易受惊吓等；询问事件过程中参加者有何不寻常的体验，目前有何不寻常体验？事件发生后，生活有何改变？请参加者讨论其体验对家庭、工作和生活造成什么影响？第五阶段为辅导期，介绍正常的反应，提供准确的信息，讲解事件、应激反应模式，讨论积极的适应与应付方式，提供有关进一步服务的信息，给出减轻应激的策略。第六阶段为恢复期，总结晤谈过程，回答问题，提供保证，讨论行动计划，重申共同反应，强调小组成员的相互支持。

CISD的注意事项：①对那些处于抑郁状态的人或以消极方式看待晤谈的人，可能会给其他参加者添加负面影响。②鉴于晤谈与特定的文化性建议相一致，有时文化仪式可以替代晤谈。③对于急性悲伤的人，如家中亲人去世者，并不适宜参加团体晤谈。因为时机不好，晤谈可能会干扰其认知过程，引发精神错乱；如果参与晤谈，受到高度创伤者可能为同一会谈中的其他人带来更具灾难性的创伤。

什么是眼动脱敏和再加工治疗？

眼动脱敏和再加工治疗（EMDR）就是让患者想象一个创伤性记忆或任何一个和创伤性记忆有关的消极情绪，然后要求患者大声清晰地说一个和他们以前的记忆相反的信念。在患者回忆创伤事件的同时，他们的眼睛被要求随着治疗师的手指快速移动。治疗时，患者要求评估创伤记忆和重新建立的积极信念的强度。

创伤事件破坏了大脑信息加工系统的生化平衡，干扰了信息加工系统原本具有的适应性处理功能，并把个体关于这一事件的感知"锁定"在神经系统中。通过反复眼动，能活化大脑这一自动信息处理系统，解除"锁定"。另外，EMDR还通过再加工过程，产生认知重建，恢复大脑信息加工系统的平衡。

EMDR比暴露治疗具有以下几个优势：①它比暴露治疗容易实施；②患者不用描述他们的思维，只需报告情绪唤起的躯体、感觉的变化，这对伴有罪恶和害羞感的创伤性记忆特别有帮助。许多遭受性侵犯的创伤后应激障碍患者常常伴有罪恶感或害羞感，在患者难以用言语描述所发生的事情时，EMDR可以使治疗继续进行。

EMDR能够改善创伤后应激障碍患者的症状，但疗效不如认知行为治疗，复发率高于认知行为治疗，尽管如此，目前的研究资料表明EMDR是对创伤后应激障碍很有希望的一个治疗方法。2001年开始，EMDR已被美国心理学会纳为对PTSD的"可能有效治疗"方法之一。

如何对创伤后应激障碍患者进行认知行为治疗？

学习理论认为恐惧是由条件交替学习得来。经过泛化和二次交替学习，其他相关的刺激也可触发恐惧。随后回避反应通过操作性学习原理得到加强，成为患者行为的一个重要表征。暴露疗法和系统脱敏疗法就是利用学习理论的原理进行创伤后应激障碍的治疗。

认知理论认为个体在头脑中存在一套关于整个世界和社会的模型及信念，但创伤经历了与这些模型和信念不一致的信息，个体试图同化这些与预存模型不一致的新信息，当新信息整合进入已存在的模型，则发生成功的信息加工。若整合不成功，则可导致创伤后应激障碍。

认知行为治疗就是通过行为矫正技术来改变患者不合理的认知观念，对创伤后应激障碍有效的方法包括暴露治疗、焦虑管理训练和认知疗法。目前对创伤后应激障碍症状最为有效的心理技术就是认知行为治疗、系统脱敏和延长暴露治疗，对各种创伤引起的创伤后应激障碍症状都有改善作用。暴露治疗和认知重建治疗无论是单独使用还是结合使用，都能够有效改善创伤后应激障碍症状，且改善幅度明显强于放松治疗。

如何克服考试焦虑症?

几乎每个学生都有过考试焦虑的体验,只是程度不同而已。

考试焦虑大致可分为高、中、低3种不同程度。高水平的考试焦虑表现为过于紧张、慌乱、惧怕、行为失常、思维混乱或僵滞,有的学生甚至可以出现休克。中等水平的考试焦虑表现为回忆不起要答的内容而急得满头大汗、满面通红,本来很熟悉的知识,完全记不起来了,心里越急,越想不起来,越想不起来就越急,以致思维的深度与敏捷性受到影响,答卷混乱。低水平的考试焦虑表现为有些平时熟悉的知识却回忆不起来,答卷时由于情绪紧张而心慌、出汗等。但考生还能将考试正常进行下去。

针对考试焦虑症,调整的方法有以下几种。

(1)正确地对待考试,考试只是一种评估你的学习情况的一种方法,分数不能说明一切问题,高分的同学不一定以后就会成功。

(2)考前认真复习准备,不要打无准备之仗。尤其是平时要用功学习;考前要增强信心,不可自暴自弃。自信训练可以帮助考生树立自信。自信训练的具体做法是:①学会觉察个人消极的自我意识。当消极想法出现时,要及时抓住它。②向消极的自我意识挑战。捕捉到消极的想法后,就用现实的积极的想法加以对抗。比如,你可以问问自己:如果不受到考试焦虑的影响,可以发挥正常水平的话,考不好的概率是多少?③养成向消极的自我意识挑战的习惯。消极的自我意识已经存在了很久了,要想彻底改变,需要反复应用对抗手段,才可以用积极自我意识最终战胜消极自我意识。

(3)考试前要合理安排学习与休息时间,注意参加体育锻炼,使大脑保持清醒的状态。

(4)根据自己的习惯,找出放松自己的方法,比如深呼吸,想象放松,肌肉放松。

什么是抗焦虑药?

以前抗焦虑药曾被称为弱安定剂,顾名思义它是指一类能减轻或消除紧张和焦虑症状的药物。传统的抗焦虑药除能减轻焦虑情绪外,通常还有镇静催眠的作用，因此与镇静催眠药物之间无明显的界限。随着精神药理学的发展，人们发现三环类抗抑郁药、单胺氧化酶抑制剂、5-羟色胺再摄取抑制剂也有很好的抗焦虑作用，临床上这些药物已被广泛地应用于焦虑障碍的治疗。20世纪50年代后问世的丁螺环酮、坦度螺酮等新型抗焦虑药物具有高度的选择性抗焦虑作用，但没有明显的镇静催眠作用。

焦虑障碍治疗的目标是什么？

焦虑障碍是一种慢性精神疾患，复发率高，患者的社会功能明显缺损，生活质量受到严重的影响。焦虑障碍急性期的治疗目标是提高临床治疗率，通过系统、正规的治疗使患者的临床症状完全消失，生活质量改善，社会功能恢复。

焦虑障碍长期治疗的目标是减少焦虑障碍复发率，改善预后，减少社会功能缺损。

抗焦虑药的使用原则是什么？

首先必须明确诊断。根据焦虑症不同亚型及各自的临床特点选择合适的药物。用药时需考虑患者是否合并其他精神症状、是否合并躯体疾病，还需考虑药物相互作用、药物耐受性，根据具体情况因人而异地个体化合理用药。治疗前向患者及家人告知药物性质、作用、可能发生的不良反应及对策。

对于妊娠和哺乳期妇女的药物治疗需特别关注。对于妊娠或哺乳期间的妇女，必须权衡胎儿和婴儿暴露于药物的潜在风险与母亲不用药的风险。

尽可能单一用药，用足剂量、足疗程治疗。治疗期间需密切观察病情变化和不良反应处理。

如何使用抗焦虑药物？

焦虑障碍常为慢性病程，伴有显著的功能缺损和生活质量下降，因此必须系统地使用抗焦虑药物。

药物治疗应该从低剂量开始。在治疗初期应当每周到主治医师处随访，让您的主治医师对您用药的疗效、不良反应及对药物的耐受性等方面进行全面的评估，以便及时调整药物。通常在1~2周后医生会逐渐增加药物剂量，4~6周后达到推荐的治疗剂量。一般在达治疗剂量后4~8周内，症状会明显减轻，此时可以每两周到主治医师处评估一次。

理想的抗焦虑药应具备哪些条件？

理想抗焦虑药物应符合以下标准：①能消除焦虑，但无过度的镇静催眠作用，对日常生活没有影响；②不良反应少，不引起锥体外系症状或共济失调，不抑制呼吸；③安全，治疗指数高，无成瘾危险、耐受性好，应用范围广泛，对老年人也适用，使用方便；④无成瘾性，不会产生依赖。

抗焦虑药是怎样发展的？

20世纪以前仅少数药物如溴剂、水合氯醛、副醛用于镇静催眠。1903年出现了苯巴比妥类药物，此类药物是20世纪50年代以前主要的镇静催眠和抗焦虑药物。

20世纪50年代精神药物领域里一个引人瞩目的进展是抗焦虑药苯丙二氮类的研制成功。

1957年第一个苯丙二氮䓬类衍生物氯氮䓬（利眠宁）合成，替代容易滥用、成瘾且毒副作用大的巴比妥类，成为当时抗焦虑的首选用药。1963年又推出了地西泮，此后此类药物迅速发展，迄今已合成2000余种，临床常用的也有30余种。但在临床实践中人们相继发现苯二氮䓬类药物亦具过度镇静、软弱、头痛、视力模糊等不良反应，并有耐药性、依赖性和戒断症状。甲丙氨酯（眠尔通）等药物因其严重的不良反应已被废弃不用。

1955年上市的新药布斯哌隆（丁螺环酮），具有高度的选择性抗焦虑作用，还兼有镇静催眠作用，不良反应少，未发现有成瘾的报告。该药作用部位在大脑海马部位的5–羟色胺受体及多巴胺受体，对5–羟色胺活性抑制而对去甲肾上腺素及多巴胺活性促进，与苯丙二氮类药促进 γ–氨基丁酸

（GABA）传导而发挥抗焦虑作用不同，开辟了抗焦虑药的一个新途径。此后又相继出现了伊沙吡隆、吉吡隆和坦度螺酮等药物。

20世纪60年代精神药理学继续发展，许多当时最新的科技成就被引入精神药理学研究之中，生物测定法和组织荧光技术发现大脑和周围神经均有去甲肾上腺素、肾上腺素、5-羟色胺及多巴胺等中枢神经递质，证明精神药物是通过影响这些中枢神经递质发挥作用的。20世纪70年代又发现脑中有苯丙二氮类受体，这对寻找新药和研究精神病的病因具有重要的意义。

随着抗抑郁药物的发展，人们发现三环抗抑郁剂（TCAs）、单胺氧化酶抑制剂（MAOIs）、选择性5-羟色胺再摄取抑制剂（SSRIs）等对某些广泛性焦虑、混合性焦虑抑郁和惊恐障碍有效，已广泛地用于焦虑障碍的治疗。

抗焦虑药有哪些类别？

抗焦虑药可分为苯二氮䓬类和非苯二氮䓬类。非苯二氮䓬类包括阿扎哌隆类（如丁螺环酮）、抗抑郁药、心境稳定剂、β受体阻滞剂等。

用于治疗焦虑障碍的抗抑郁药有哪些？

可用于治疗焦虑障碍的抗抑郁药包括5-羟色胺再摄取抑制剂（如帕罗西汀、氟西汀、舍曲林、氟伏沙明、西酞普兰）、5-羟色胺和去甲肾上腺素再摄取抑制剂（文拉法辛）、去甲肾上腺素及特异性5-羟色胺能抗抑郁药（如米氮平）、三环类抗抑郁药、单胺氧化酶抑制剂和可逆性单胺氧化酶A抑制剂（如吗氯贝胺）。三环类抗抑郁药、单胺氧化酶抑制剂不良反应较大，目前临床已很少使用。

哪些药物可用于治疗惊恐障碍？

三环类抗抑郁剂和单胺氧化酶抑制剂是最早被发现能治疗惊恐障碍的药物。此类药物的不良反应使其难以作为治疗惊恐障碍的一线药物。选择性5-羟色胺再摄取抑制剂中西酞普兰、帕罗西汀、舍曲林、氟伏沙明、氟西汀目前都被证实对惊恐障碍有效。由于此类药物使用方便，安全性高，目前临床精神科专家倾向将选择性5-羟色胺再摄取抑制剂作为一线用药。此外其他抗抑郁药如米氮平和恩丹西酮等，也可用于治疗惊恐障碍。苯二氮䓬类药物如阿普唑仑和氯硝西泮是另一类常用药物。临床上应当由患者和医师根据既往治疗效果、药物依赖的危险性、耐受性、安全性、共病情况、临床表现（如激越的严重程度）等因素，通过协商共同制定药物治疗方案。

惊恐障碍患者往往对抗抑郁药引起的激活作用十分敏感，对诸如心动过速、出汗、震颤等症状的耐受性差。在这种情况下可以通过合并使用苯二氮䓬类药物或逐渐增加SSRI剂量以使患者对药物逐渐耐受。除氟西汀以外所有SSRI都有时可能会引起撤药症状。这些症状大多与惊恐障碍的症状相似，因此一般建议逐渐减小药物剂量，不要突然停药。

20世纪80年代后期阿普唑仑首先获得FDA的批准用于治疗惊恐障碍。虽然阿普唑仑曾广泛地被用于惊恐障碍，但目前主要作为二线用药。其主要的缺点是需要多次给药、大剂量时易产生镇静、可能产生撤药反应。氯硝西泮的半衰期较阿普唑仑长，因此只需一日给药1~2次。对惊恐障碍也有确实的疗效。它和其他苯二氮䓬类药物具有相似的作用，会产生镇静、抑郁和撤药反应。苯二氮䓬类药物用于老年人时应谨慎。老年人不仅易出现镇静、跌倒（进而导致骨折）、颅脑损伤等不良反应，而且较易出现撤药反应。

一般建议惊恐障碍的维持治疗必须持续12~24个月。停药的过程非常重要，如果操作不规范，会导致许多问题。一些方法可以使停药过程更易耐受。首先是逐渐减小药物剂量，事实上一些苯二氮䓬类药物的撤药过程有时甚至需要持续几周至几个月。第二，撤药的时间安排非常重要。在撤药过程中患者其他情况必须稳定。改用长效苯二氮䓬类药物如氯硝西泮也许会有所帮助。一些学者认为可考虑使用抗癫痫药如卡马西平和丙戊酸，行为治疗也可能对减少撤药反应有所帮助。

哪些药物可用于治疗社交焦虑障碍？

大多数医生认为SSRIs是治疗广泛性社交焦虑障碍的首选药物，其原因是：①对疗效有充分的证据；②良好的耐受性；③过量时安全；④对抑郁症及其他伴发的常见心理障碍也有效。该类药中氟伏沙明、舍曲林和帕罗西汀的疗效较肯定。一般认为，如果SSRIs治疗有效，应至少持续12个月。如果首选药物无效，可换用另一种SSRI；还可换用经典的MAOI，如苯乙肼，它常被推荐用于对SSRIs无效的患者；当需要快速起效时，可考虑氯硝西泮作为第二线治疗，但一般仅短期使用。

β受体阻滞剂或苯二氮䓬类药物是治疗非广泛性社交焦虑障碍的首选药物。广泛性社交焦虑障碍的二线药物包括苯二氮䓬类药物，也许还包括文拉法辛（5-HT和去甲肾上腺素再摄取抑制剂）和其他抗抑郁药，如米氮平。MAOI和逆性MAOI吗氯贝胺也有一定的作用。恩丹西酮对社交焦虑障碍有一定的疗效。

虽然苯二氮䓬类药物疗效较好，但是由于其作用谱较狭窄，而且撤药困难，因此并不是治疗社交焦虑障碍的首选药物。但是此类药物起效快，耐受性好，因此较适合于周期性的表演相关的社交焦虑障碍。

新型抗癫痫药加巴贲丁和普加巴林对社交焦虑障碍有显著的疗效。研究发现加巴贲丁的疗效优于安慰剂，有效率分别为39%和17%。普加巴林对广泛性社交焦虑障碍也有效。150mg/d时的疗效与安慰剂没有区别，但600mg/d时的疗效显著优于安慰剂。抗癫痫药耐受性、安全性良好，撤药比SSRI和苯二氮䓬类药物方便，因此在社交焦虑障碍治疗上有很好的前景。

社交焦虑障碍是一种慢性疾病，因此通常建议治疗须维持若干年。

哪些药物可用于治疗特殊恐惧症？

具5-羟色胺能药物对许多焦虑障碍的恐惧和回避症状有效，因此应该是治疗特殊恐惧的合理选择。间断地使用苯二氮䓬类药物对合并特殊恐惧的躯体焦虑有效。氯硝西泮可以有效缓解恐惧相关的躯体性焦虑。但是由于这些药物可能产生躯体依赖，使用时必须小心谨慎。

哪些药物可用于治疗广泛性焦虑障碍？

广泛性焦虑障碍有效的治疗方法包括抗焦虑药，如苯二氮䓬和阿扎哌隆，这些药物对焦虑症状有效，但通常对抑郁症状不能达到满意的效果。此类药物的副作用和躯体依赖的危险限制了它们的临床应用。近年来越来越多的证据显示抗抑郁药对GAD有效，尤其是共病抑郁的患者。

苯二氮䓬类药物几周或几个月短期使用，疗效和安全性均较好。但此类药物的长期使用颇有争议。长期用药会导致耐药性、躯体依赖和撤药反应（如果突然停药），共济失调、震惊、运动障碍和认知损害等不良反应也很常见。过去有物质滥用史的患者应慎用此类药物，长期使用还可能引起抑郁。

一些研究显示丁螺环酮治疗GAD的疗效与苯二氮䓬类药物相似，不良反应轻，不会引起滥用、依赖和撤药反应。丁螺环酮对治疗焦虑症的躯体症状更有效，对焦虑合并的抑郁症状的疗效比焦虑症的躯体和自主神经症状更有效。丁螺环酮足量治疗是指最高剂量60mg/d（分次给药），持续3~4周。该药的缺点是剂量增大时不良反应的发生率增加，起效较慢。该药抗抑郁的作用较强，对既往使用苯二氮䓬类药物疗效较好的患者可能效果不好。

帕罗西汀、文拉法辛、米氮平等也可用于治疗广泛性焦虑障碍。

哪些药可以治疗创伤后应激障碍？

创伤后应激障碍的药物治疗的选择首先要考虑到患者的意愿、患者对药物治疗的依从性、患者的健康状况、能否进入患者角色、患者功能丧失状况、对药物是否存在不信任感或耻辱感及对药物不良反应的耐受性。

近年来一些多中心的对照研究显示抗抑郁药对创伤后应激障碍有效。SSRIs也许是治疗创伤后应激障碍的一线用药。米氮平、奈法唑酮、文拉法辛等也可用于治疗创伤后应激障碍。

一些学者认为在创伤后立即使用具GABA能药物能防止PTSD的发展。因此苯二氮䓬类药物是治疗创伤后急性焦虑的常用药物。抗癫痫药和抗精神病药也可用于治疗创伤后应激障碍。

使用抗焦虑药会成瘾吗？

如果你中断用药时会出现失眠、焦虑、全身不适或周身乏力疼痛、情绪不安、易怒、抑郁、出汗、震颤及呕吐等症状，继续持续用药，上述症状便可减轻或消失，并有快感或舒适感，那么你可能对正在使用的药物成瘾了。抗焦虑药的成瘾主要发生在苯二氮䓬类药物。此类药物如果使用不当其成瘾的发生率会超过50%。因此必须在医生的指导下合理使用苯二氮䓬类药物，必须认识该类药物滥用的危害。一般情况下尽量不用，非用不可时，也不要长期连续使用，以免导致依赖性。其次于老年人、工作紧张、失业、离婚、丧偶及患有慢性病者，应着重做好心理调适，尽量不用苯二氮䓬类药物去解决问题。

什么是苯二氮䓬类药物？

苯二氮䓬类多为1,4-苯并二氮的衍生物，临床常用的有30余种。其临床药理作用大致有以下几个方面：抗焦虑作用，镇静催眠作用，抗惊厥作用，肌肉松弛作用等。苯二氮䓬类抗焦虑药具有作用强、作用快、时间持久、安全可靠、疗效较好、不良反应小等特点。目前临床应用广泛。

苯二氮䓬类药物的作用与主要的抑制性神经递质 γ-氨基丁酸系统（GABA）密切相关。苯二氮䓬类本身没有直接作用，主要是通过增强内源性GABA的作用。苯二氮䓬类药物和GABA均能增加彼此与受体部位结合的倾向，打开氯离子载体，使氯离子内流，增加氯离子通道开放的频率和数量，因而降低细胞的兴奋性。

虽然它们结构相似，但不同衍生物之间，抗焦虑、镇静催眠、抗惊厥、肌肉松弛和安定作用则各有侧重。其镇静催眠作用强弱顺序如下：硝西泮>安定>氯氮䓬>安宁>美达西泮。

抗焦虑作用则为：安定≥美达西泮≥氯氮䓬>安宁>硝西泮。松弛肌肉作用大小为：安定>替马西泮。常用的苯二氮䓬类药物有安定、阿普唑仑（佳静安定）、罗拉西泮等。目前尚难肯定哪一种苯二氮䓬类药物的抗焦虑作用更好。

如何选择苯二氮䓬类药物？

药物选择应根据焦虑的性质，药代学知识及患者的反应及不良反应而定。如为持续的高度焦虑应以安定、氯酸较适宜，可间断或必要时用药。如为发作性，最好用奥沙西泮或罗拉西泮，在应激时间或预期将发生前使用。阿普唑仑是一种高效的苯二氮䓬类药物，可用于惊恐障碍，其他高效药如氯硝西泮对惊恐障碍也有效。如焦虑合并抑郁时应首选抗抑郁药。

苯二氮䓬类药物的不良反应有哪些？

最常见和最突出的不良反应是中枢性不良反应：镇静、白天困倦，药物过量时出现共济失调或言语不清。尤其对于老年人，随着年龄的增长，药物在体内的代谢率降低，更容易出现用药过量的危险。年轻人在操作重型机械时也应当谨慎。长期治疗可能会影响对新事物的注意和记忆。在罕见的情况下，出现大小便失禁和性功能障碍。

有30%~90%的患者会出现戒断症状，大多数症状为轻中度，可以耐受，但是突然停用较大剂量的苯二氮䓬类药物时，可能会发生癫痫发作（比较罕见）。

这类药物的最大缺点是容易产生耐受性，多种药物之间具有交叉耐受现象。长期应用往往会产生依赖性，包括精神依赖和躯体依赖，一般短半衰期的药物较容易发生，因而不宜单一长期使用。

苯二氮䓬类药物与哪些药物有相互作用？

当苯二氮䓬类药物合用其他中枢神经系统抑制剂如酒精、巴比妥类药物、阿片类物质和抗组胺药物时，可能会增强药物的中枢抑制作用。一些制酸剂，可能会影响药物的吸收。氟伏沙明和其他细胞色素P450酶CYP3A4抑制剂也可抑制苯二氮䓬类药物代谢，明显增强其作用效果。地高辛的半衰期可被苯二氮䓬类药物延长，机制未明。

苯二氮䓬类药物常见不良反应怎样处理?

1.过度镇静 主要表现倦怠、疲乏、精细动作受影响,警觉性降低,注意力、学习效果下降。长效类尤易发生。驾驶及机械操作职业者服药期间暂时更换安全性大的工作,或日间不服药,晚间一次给药可减轻白天的过度镇静。

2.脱抑制现象 少数患者可出现激越、兴奋欣快,甚至行为控制能力下降出现狂暴举动,脑器质性疾病和既往有冲动行为者发生率较高,因此对既往有冲动攻击史者应予以注意。若出现上述情况应仔细观察,进行甄别,停药或换药。

3.药源性抑郁 可能与药物的镇静作用有关,要注意与疾病本身的表现进行鉴别。

4.耐药表现 耐药表现是苯二氮䓬类最大的缺点,主要表现是数周后治疗效果下降。临床上不宜长期服用同一种药,必要时应减药或间断服药。

5.撤药反应 主要表现为各种戒断症状。轻者表现为失眠、头痛、耳鸣、颤抖、厌食等;重者表现为血压、体温改变,偶见谵妄、抽搐。建议应当缓慢减药。对于惊恐障碍患者,减药需要8~24周。短期治疗或小剂量苯二氮䓬类药物可能不需要这么长的停药时间。一般停药两星期后戒断反应逐渐减小时不需特殊处理,特殊病例可予以短效替代长效法,或予以 β受体阻滞剂。部分心理依赖顽固者可予以安慰剂替补疗法。减少药物滥用是最好的预防方法。

6.心血管和呼吸系统 治疗剂量对健康人心血管和呼吸系统作用轻微,大剂量或静脉给药可能引起血压降低、心率加快、脑血流减少和心肺功能抑制或停搏。COPD 和睡眠呼吸暂停患者使用需谨慎。

7.胃肠系统 少数患者可有腹部不适、疼痛、腹泻、恶心、呕吐等症状,饭后服药上述症状可减轻或消失。

8.泌尿生殖系统 老年人可引起或加重尿失禁,治疗剂量的苯二氮䓬类可能引起性功能障碍,如性欲减退、阳痿等,可能与剂量有关,减量或换药可能有效。

9.其他 同时应用其他中枢抑制药、吗啡和乙醇等可显著增强毒性。

因此类药物可透过胎盘屏障和随乳汁分泌，孕妇和哺乳妇女忌用。

地西泮的用法用量、注意事项是什么？

药物别名：安定、苯甲二氮䓬。

临床主要用于：①焦虑症及各种神经官能症。②失眠：尤对焦虑性失眠疗效极佳。③癫痫：可与其他抗癫痫药合用，治疗癫痫大发作或小发作，控制癫痫持续状态时应静脉注射。④各种原因引起的惊厥：如子痫、破伤风、小儿高热惊厥等。⑤脑血管意外或脊髓损伤性中枢性肌强直或腰肌劳损、内镜检查等所致肌肉痉挛。

用法用量：口服：①抗焦虑：每次2.5~5mg，每日3次。严重状态时可增至每日15~30mg，分2~3次服。②催眠：每次5~10mg，睡前服用。③抗癫痫：成人每次2.5~7.5mg，每日3次。④抗惊厥：成人每次2.5~10mg，每日2~4次。6个月以上儿童，每次0.1mg/kg，每日3次。肌内或缓慢静脉注射：每次10~20mg，必要时，4小时再重复1次。

注意事项：①本品有嗜睡、轻微头痛、乏力、运动失调，与剂量有关。老年患者更易出现以上反应。偶见低血压、呼吸抑制、视力模糊、皮疹、尿潴留、忧郁、精神紊乱、白细胞减少。高剂量时少数人出现兴奋不安。②长期应用可致耐受与依赖性，突然停药有戒断症状出现。宜从小剂量用起。③青光眼、重症肌无力等患者慎用。④新生儿、哺乳期妇女、孕妇（尤其妊娠开始3个月及分娩前3个月）忌用。⑤粒细胞减少、肝肾功能不良者慎用。⑥老年人剂量减半。

氯硝西泮的用法用量、注意事项是什么？

药物别名：氯硝安定、氯硝基安定、利福全、氯安定。

具有镇静、催眠、控制精神运动性兴奋、抗癫痫、抗焦虑作用。能有效地控制急性躁狂兴奋。治疗各类型癫痫，用于儿童小发作、肌阵挛性发作、婴儿痉挛性发作及运动不能性发作。

用法用量：口服：成人每次0.5mg，每日2~3次。每2~3天增加0.5~1mg，渐递增至4~8mg/d，最高剂量20mg/d。儿童开始每日0.01~0.05mg/kg，以后每3日增加0.25~0.5mg，维持剂量为每日0.1~0.2mg/kg。肌内注射：每次1~2mg，每日2~4次。静脉注射：用以控制癫痫持续状态，成人剂量1~4mg，于30秒内缓慢注射完，一次给药控制数小时到一天不等，需要时可继续静滴，将4mg注于500ml 0.9%氯化钠注射液中，以能控制发作的最小速度滴注。

常见的不良反应包括嗜睡、共济失调及行为紊乱，如激动、兴奋、不安、出现攻击行为等；有时可见焦虑、抑郁等精神症状以及头晕、乏力、言语不清等。少数患者有多涎、支气管分泌过多。偶见皮疹、复视及消化道反应。长期用药体重增加。嗜睡在用药过程中可渐消失，但也有因此而被迫停药者，如与巴比妥类或扑痫酮合用时，嗜睡反应增加。行为紊乱常需减量或停药。

注意事项：①用药剂量须逐渐递增至最大耐受量。停药时亦须递减，突然停药可引起癫痫持续状态。②有报告用于合并有大发作的癫痫小发作者可加重其大发作，故应配伍应用控制大发作的药物。如与苯巴比妥、苯妥英钠及硝西泮合用时，开始宜用小剂量。③长期（1~6个月）服用可产生耐受性。④静脉注射时，其呼吸、心脏抑制作用较地西泮为强，需注意。⑤肝、肾功能不全患者慎用，青光眼患者禁用。

艾司唑仑的用法用量、注意事项是什么？

药物别名：舒乐安定、三唑氯安定、三唑氮、忧虑定。

主要用于抗焦虑、失眠。也用于紧张、恐惧及抗癫痫和抗惊厥。

用法用量：成人镇静，一次1~2mg，1日3次。催眠，1~2mg，睡前服。抗癫痫、抗惊厥，一次2~4mg，1日3次。

常见的不良反应：口干、嗜睡、头晕、乏力等，大剂量可有共济失调、震颤。罕见的有皮疹、白细胞减少。个别患者发生兴奋、多语、睡眠障碍，甚至幻觉。停药后，上述症状很快消失。有依赖性，但较轻，长期应用后停药可能发生撤药症状，表现为激动或忧郁。

注意事项：①用药期间不宜饮酒。②对其他苯二氮䓬类药物过敏者，可能对本药过敏。③肝肾功能损害者能延长本药消除半衰期。④癫痫患者突然停药可导致发作。⑤严重的精神抑郁可使病情加重，甚至产生自杀倾向，应采取预防措施。⑥避免长期大量使用而成瘾，如长期使用应逐渐减量，不宜骤停。⑦出现呼吸抑制或低血压常提示超量。⑧对本类药耐受量小的患者初用量宜小，逐渐增加剂量。⑨在妊娠3个月内，本药有增加胎儿致畸的危险。孕妇长期服用可成瘾，使新生儿呈现撤药症状，妊娠后期用药影响新生儿中枢神经系统活动。分娩前及分娩时用药可导致新生儿肌张力较弱，应慎用。哺乳期妇女应慎用。⑩老年人对本药较敏感，抗焦虑时开始用小剂量。注意调整剂量。

阿普唑仑的用法用量、注意事项是什么？

药物别名：佳静安定、佳乐定、甲基三唑安定、三唑安定、甲三唑氯安定、甲基三唑安定。

主要用于焦虑、紧张、激动，也可用于催眠或焦虑的辅助用药，也可作为抗惊恐药，并能缓解急性酒精戒断症状。

用法用量：成人：抗焦虑，开始一次0.4mg，一日3次，用量按需递增。最大限量1日可达4mg。镇静催眠：0.4~0.8mg，睡前服。抗惊恐0.4mg，一日3次，用量按需递增，每日最大量可达10mg。18岁以下儿童，用量尚未确定。

常见的不良反应有嗜睡、头晕、乏力等，大剂量偶见共济失调、震颤、尿潴留、黄疸，罕见的有皮疹、光敏反应、白细胞减少。个别患者发生兴奋、多语、睡眠障碍，甚至幻觉。停药后，上述症状很快消失。有成瘾性，长期应用后，停药可能发生撤药症状，表现为激动或忧郁。少数患者有口干、精神不集中、多汗、心悸、便秘或腹泻、视物模糊、低血压。

中枢神经系统处于抑制状态的急性酒精中毒、肝肾功能损害、重症肌无力、急性或易于发生的闭角型青光眼发作、严重慢性阻塞性肺部病变患者，以及驾驶员、高空作业者、危险精细作业者慎用本药。

咪达唑仑的用法用量、注意事项是什么？

药物别名：多美康、速眠安、咪唑安定、咪唑二氮、马来酸咪达唑仑。

本品具有抗焦虑、镇静、安眠、肌肉松弛、抗惊厥作用。用于治疗各种失眠症、睡眠节律障碍。注射剂用于内窥镜检查及手术前给药。药理作用特点为作用快，代谢灭活快，持续时间短。

用法用量：口服：7.5~15mg，睡前服用。肌内注射：术前30分钟，10~15mg。静脉注射：术前准备2.5~5mg。麻醉诱导5~10mg。

不良反应：注射后会出现疼痛、触痛和血栓性静脉炎。个别患者可出现遗忘现象，少数可成瘾，麻醉诱导时少见呃逆、恶心、呕吐及咳嗽。

注意事项：①严重呼吸功能不全者慎用，孕妇忌用。②长期服用可产生依赖性。③注射用药后应至少观察3小时。

劳拉西泮的用法用量、注意事项是什么？

药物别名：氯羟安定、氯羟二氮、氯羟去甲安定、罗拉、洛拉酮、劳拉西泮。其作用与地西泮相似。但抗焦虑作用较地西泮强，诱导入睡作用明显。口服吸收良好、迅速。临床可用于焦虑症、骨骼肌痉挛及失眠。

用法用量：焦虑症，1日2~6mg，分2~4次服。失眠，睡前服2~4mg。癫痫持续状态，肌内或静脉注射，1~4mg。

不良反应：主要有嗜睡、轻微头痛、乏力、运动失调，与剂量有关。老年患者更易出现以上反应。偶见低血压、呼吸抑制、视力模糊、皮疹、尿潴留、忧郁、精神紊乱、白细胞减少。高剂量时少数人出现兴奋不安。

注意事项：①长期应用可致耐受与依赖性，突然停药有戒断症状出现。宜从小剂量用起。②青光眼、重症肌无力等患者慎用。新生儿、哺乳期妇女、孕妇（尤其妊娠开始3个月及分娩前3个月）忌用。粒细胞减少、肝肾功能不良者慎用。③老年人剂量减半。

氟西泮的用法用量、注意事项是什么？

药物别名：氟安定、当眠多、氟胺安定、氟苯安定、妥眠当、妥眠灵、盐酸氟苯安定。

本品具有较好的催眠作用，可缩短入睡时间，延长总睡眠时间及减少觉醒次数。临床用于难以入睡、夜间屡醒及早醒的各型失眠。

用法用量：每次15~30mg，睡前服。年老体弱者开始时每次服用15mg，根据反应适当加量。15岁以下儿童不宜使用。

最常见的不良反应有眩晕、嗜睡、共济失调。后者多发生于年老、体弱者。亦可出现胃烧灼、恶心、呕吐、腹泻、便秘、胃肠痛，以及神经质、多语、不安、发抖、胸痛、关节痛、定向不清以及昏迷等反应。

注意事项：①年老、体弱者剂量应限于15mg以内。②不宜用于妊娠。如用药期间怀孕，则应停止使用此药。③本品虽未发现依赖性，但仍应限制反复应用。④15岁以下儿童禁用。⑤反复应用者定期检查肝、肾功能，肝、肾功能不全者慎用。⑥如超剂量时出现嗜睡、精神紊乱及昏迷，应洗胃，并予以支持疗法。如出现中枢兴奋，不宜用巴比妥类药，以免产生过度抑制。⑦严重抑郁症患者慎用。⑧乙醇、巴比妥类等中枢抑制药可增强其中枢抑制作用。

硝西泮的用法用量、注意事项是什么？

药物别名：莫加顿、消虑苯、硝基二氮、硝酮、硝基安定。

有安定、镇静及显著催眠作用。催眠作用类似短效或中效巴比妥类，其特点为引起近似生理性睡眠，无明显后遗效应。抗癫痫作用强。用于各种失眠，亦可治疗癫痫，尤其对阵挛性发作效果较好。

用法用量：催眠，每晚5~10mg，睡前服用。抗癫痫，每日5~15mg，分3次服用。极量每日200mg。

注意事项：①服药后偶有头痛。②服药同时避免饮酒。③小儿忌用。④重症肌无力患者禁用。

三唑仑的用法用量、注意事项是什么？

药物别名：海尔神、三唑苯二氮䓬、海洛欣、酣乐欣、三唑安定。

本品有显著的镇静、催眠作用，作用机制与地西泮相似。与地西泮相比，其催睡作用强45倍，肌松作用强30倍，安定作用强10倍，是常用的有效催眠药之一，也可用于焦虑及神经紧张等。

用法用量：催眠，睡前服0.25~0.5mg。

注意事项：对本品过敏、急性闭角型青光眼、重症肌无力患者禁用。呼吸功能不全，肝、肾功能不全，急性脑血管病，抑郁症患者及孕妇、哺乳期妇女、儿童等慎用。

氯氮䓬的用法用量、注意事项是什么？

药物别名：甲氨二氮䓬、立布龙、利眠宁。

本品具有镇静、抗焦虑、肌肉松弛、抗惊厥作用。常用于治疗焦虑性和强迫性神经官能症、神经衰弱患者的失眠及情绪烦躁、高血压头痛等。可用于酒精中毒及痉挛（如伤风和各种脑膜炎所致的抽搐发作）。与抗癫痫药合用，可抑制癫痫大发作，对小发作也有效。

用法用量：口服：成人每次5~10mg，每日3次。严重病例可给20mg，每日3次。如症状改善，应立即减为5~10mg。年老体衰者应减量。儿童镇静用，5岁以上每次5mg，每日1~3次。失眠者睡前服10~20mg，严重者可同时服用小剂量其他催眠药。肌内注射或静脉注射：成人每次25~50mg，必要时2小时再重复1次，适用于神志昏迷的抽搐患者。儿童抗惊厥3~5mg/（kg·d），分4次给予。

注意事项：①本品有嗜睡、便秘等不良反应，大剂量时可发生共济失调（走路不稳）、皮疹、乏力、头痛、粒细胞减少及尿闭等症状，偶见中毒性肝炎及粒细胞减少症，肝肾功能减退者宜慎用。②本品以小剂量多次服用为佳，长期大量服用可产生耐受性和成瘾，男性患者可导致阳痿。久服骤停可引起惊厥。③本品能加强吩噻嗪类安定剂（如氯丙嗪）和单胺氧化酶抑制剂（如优降宁）的作用，与吩噻嗪类、巴比妥类、酒精等合用时，有加强中枢抑制的危险。④老年人用药后易引起精神失常，甚至晕厥，故应慎用。⑤哺乳期妇女及孕妇应忌用，尤其是妊娠开始3个月及分娩前3个月。

奥沙西泮的用法用量、注意事项是什么?

药物别名:去甲羟基安定、氯羟氧二氮、舒宁。

本品为地西泮的主要代谢产物。药理作用与地西泮相似但较弱,嗜睡、共济失调等不良反应较少。对焦虑、紧张、失眠、头晕以及部分神经官能症均有效。对控制癫痫大、小发作也有一定作用。用于神经官能症、失眠及癫痫的辅助治疗。适用于老年人或肾功能不良者。

用法用量:口服每次15~30mg,1日2~3次。

注意事项:偶见恶心、头晕等反应,减量或停药后可自行消失。肝、肾功能不全者慎用。

新型非苯二氮䓬类抗焦虑药物有哪些优缺点?

以阿扎哌隆类药物为代表的新型抗焦虑药属于非抗惊厥药,无耐受性、依赖性,停药后无戒断反应,与其他苯二氮䓬类药物无交叉耐受现象。这类抗焦虑药物的优点是镇静作用轻,不易引起运动障碍,无呼吸抑制,对认知功能影响小。但起效相对较慢,一般为2~4周,个别需要6~7周方起效,持续治疗可增加疗效。常见的不良反应有头晕、头痛、恶心、不安等,孕妇及哺乳期妇女不宜使用,心、肝、肾功能不全者慎用,禁止与单胺氧化酶抑制剂合用。

丁螺环酮有何特点?

丁螺环酮,是继苯二氮䓬类药物之后第一个获得FDA承认的治疗广泛性焦虑障碍的抗焦虑药。丁螺环酮的药理学特点和苯二氮䓬类药物及抗精神病药不同,也非抗惊厥药,无耐受性或戒断反应,和苯二氮䓬类药物或其他镇静剂无交叉耐受。它对5-HT1A受体有选择性亲和力,对5-HT2受体亲和力弱,对突触前5-HT1A自调受体的激动作用为减少中枢背缝核5-HT能放电,达到抗焦虑的目的。与苯二氮䓬类药物比较,主要优点是镇静作用弱、运动障碍轻、对记忆影响小、无成瘾性,可以同时治疗伴抑郁的焦虑。但其起效慢，2~4周才起效。丁螺环酮主要用于治疗广泛性焦虑，对惊恐障碍和社交焦虑障碍的效果不明显。对伴惊恐发作的严重焦虑患者效果不如苯二氮䓬类和某些抗抑郁药。单用丁螺环酮无抗强迫作用，但有报道与5-羟色胺能抗抑郁药合用具有抗强迫作用。丁螺环酮不与其他催眠药或酒精产生协同作用。不能消除成瘾药的戒断反应，本身也不产生戒断反应。

用法用量：口服。开始一次5mg，1日2~3次。第2周可加至一次10mg，1日2~3次。常用治疗剂量1日20~40mg。老年人应用需小心，不宜超过60mg/d。

丁螺环酮的不良反应主要有头晕、恶心、头痛、神经紧张、激动、失眠等，无反跳现象。从小剂量开始逐渐加量可让患者适应，而减轻胃肠道反应，必要时减量。严重肝肾功能不全、青光眼及重症肌无力者禁用。不宜与酒精、中枢抑制药、降压药、降糖药、抗凝药、避孕药及MAOI并用。

坦度螺酮有何特点？

坦度螺酮可作用于5-HT受体，在脑内与5-HT1A受体选择性结合，主要作用部位集中在情感中枢的海马、杏仁核等大脑边缘系统以及投射5-HT能神经的中缝核。药物通过激动5-HT1A自身受体，调节从中缝核投射至海马的5-HT，抑制系统的5-HT效应，发挥抗焦虑作用。与苯二氮䓬类药物相比，坦度螺酮的结合部位分布相对集中，所以可发挥选择性更高的抗焦虑作用。坦度螺酮具有抗抑郁作用。抗抑郁作用机制在于长期应用坦度螺酮后，使5-HT1A受体产生显著的向下调节所致，而且在动物实验中，证实坦度螺酮能抑制中缝核被破坏大鼠的攻击行为，提示该药具有抗抑郁作用。

坦度螺酮引起的不良反应较少，程度较轻。嗜睡的发生率较地西泮低。常见的不良反应主要有嗜睡、头晕、恶心和（或）呕吐、心动过速、疲劳不适等。

坦度螺酮一般的治疗剂量为30~60 mg/d，分3次饭后口服。根据患者的年龄和疾病的严重程度适当增减剂量。最大剂量可用至120 mg/d。

什么是选择性5-羟色胺再摄取抑制剂？

5-羟色胺再摄取抑制剂（SSRIs）的治疗作用是由于它们能够抑制突触前5-羟色胺能神经末梢对5-羟色胺的再摄取。主要有氟西汀、帕罗西汀、舍曲林、氟伏沙明、西酞普兰、艾司西酞普兰。不同SSRIs之间存在着很大差异。药物对其他神经递质系统也有作用，不同SSRIs对不同递质受体的亲和性、不同递质再摄取的抑制程度不同。

SSRIs镇静作用较轻，可白天服药，如出现嗜睡乏力可改在晚上服，为减轻胃肠刺激，通常在早餐后服药。年老体弱者宜从半量或1/4量开始，酌情缓慢加量。

在不良反应方面，SSRIs抗胆碱能不良反应和心血管不良反应比TCAs轻。主要的不良反应有：①神经系统：头痛、头晕、焦虑、紧张、失眠、乏力、困倦、口干、多汗、震颤、痉挛发作、兴奋，转为狂躁发作。少见的严重神经系统不良反应为中枢5-HT综合征，这是一种5-HT受体活动过度的状态，主要发生在SSRIs与单胺氧化酶抑制剂合用时。由于SSRIs抑制5-HT再摄取，单胺氧化酶抑制剂抑制5-HT降解，两者对5-HT系统具有激动作用，两者合用可出现腹痛、腹泻、出汗、发热、心动过速、血压升高、意识改变（谵妄）、肌阵挛、动作增多、激惹、敌对和情绪改变。严重者可导致高热、休克，甚至死亡。因此，SSRIs禁与单胺氧化酶抑制剂类药物及其他5-HT激活药合用。②胃肠道：较常见恶心、呕吐、厌食、腹泻、便秘。③过敏反应：如皮疹。④性功能障碍：阳痿、射精延缓、性感缺失。⑤其他：罕见的有低钠血症，白细胞减少。在青少年使用SSRIs类药物应注意易激惹或自杀念头。抗抑郁药物早期有易激惹、焦虑现象，可加适量苯二氮䓬类药物短期使用，有利情绪稳定。

长期使用SSRIs类药物治疗突然停药后，有些患者会出现停药症状，目前没有临床前和临床证据显示SSRIs类药可以导致依赖。建议逐渐减药，减药时间可持续几周。

帕罗西汀的用法用量、注意事项是什么？

药物别名：赛乐特、乐友、舒坦罗。

帕罗西汀是临床上治疗焦虑障碍最广泛的一种药物。美国FDA批准了5种焦虑障碍的适应证（GAD、PD、OCD、SAD、PTSD）。帕罗西汀通过抑制中枢神经系统内5–羟色胺的再摄取而发挥治疗作用。在SSRIs中帕罗西汀对去甲肾上腺素的抑制作用最强。但帕罗西汀对脑内去甲肾上腺素（NA）受体没有作用，因此该药的镇静作用很小，对认知过程或精神运动功能的损害也很小。在现有的SSRIs中，帕罗西汀对毒蕈碱样胆碱能受体的亲和性最强，在少数患者中产生口干、便秘、视物模糊或排尿困难。帕罗西汀对心脏快速钠通道没有作用，因此不影响心脏传导。帕罗西汀也不抑制单胺氧化酶的活性。

帕罗西汀比较安全，不良反应少而轻微，对各脏器的影响较小。常见的不良反应包括胃肠道不良反应和中枢神经系统不良反应。消化道不良反应包括恶心、口干和便秘。恶心可能与剂量相关，缓慢增加剂量或者药物与食物同服，可降低其发生率。另可见便秘或腹泻。常见的中枢神经系统不良反应包括镇静、失眠、头晕和震颤。调整服药时间，可以减缓镇静或失眠对患者的影响。与其他SSRIs一样，少数使用帕罗西汀治疗的患者可能会出现性功能障碍，包括男性射精延迟、女性性高潮延迟或缺乏，以及偶尔出现的性欲减退。帕罗西汀的撤药反应可能和突然停药有关，建议接受大剂量帕罗西汀治疗的患者，逐渐减药，减少撤药反应发生。

用法用量：口服治疗抑郁症，一次20mg，1日1次。治疗强迫症，开始剂量为1日20mg，依病情逐渐以每周增加10mg为阶梯递增，治疗剂量范围为1日20~60mg，分次口服。治疗惊恐障碍与社交焦虑障碍，开始剂量为1日10mg，依病情逐渐以每周增加10mg为阶梯递增，治疗剂量范围为1日20~50mg，分次口服。

注意事项：①闭角型青光眼、癫痫病、肝肾功能不全等患者慎用或减少用量。②出现转向躁狂发作倾向时应立即停药。③用药期间不宜驾驶车辆、操作机械或高空作业。④禁与MAOIs、氯咪帕明、色氨酸联用。⑤谨慎与锂盐、抗心律失常药、降糖药联用。

氟伏沙明的用法用量、注意事项是什么？

药物别名：兰释。

氟伏沙明是一种结构独特的SSRI，主要作用于突触前5-羟色胺能神经末梢，特异性地抑制5-羟色胺的再摄取。在美国被批准用于治疗强迫症，在其他国家用于治疗抑郁障碍。也是SSRI中最早治疗焦虑障碍的药物。我国批准的适应证是抑郁症和强迫症。氟伏沙明能有效地治疗惊恐障碍，并减轻惊恐障碍患者在药物激发试验中静脉注射育亨宾后出现的焦虑。

氟伏沙明不影响去甲肾上腺素（NA）的再摄取。既无兴奋、镇静作用，又无抗胆碱、抗组胺作用，亦不影响MAO活性，对心血管系统无影响，不引起体位性低血压。常见的不良反应有困倦、恶心、呕吐、口干、过敏等，连续使用2~3周后可逐渐消失。

用法用量：治疗抑郁症建议起始剂量为每日50mg或100mg，晚上一次服用。建议逐渐增量直至有效。常用有效剂量为每天100mg且可根据个人反应调节，个别病例可增至每日300mg。若每日剂量超过150mg，可分次服用。治疗强迫症推荐的起始剂量为每日50mg，服用3~4天。通常有效剂量在每日100~300mg之间。应逐渐增量直到达到有效剂量。成人每日最大剂量为300mg，8岁以上儿童和青少年每日最大剂量为200mg。单剂量口服可增至每日150mg，睡前服，若每日剂量超过150mg，可分2~3次服。

注意事项：①用于有自杀倾向的抑郁症患者时，应特别注意护理。②癫痫患者、孕妇应慎用。③肝、肾功能不良者应减量，并严加监护。④服用本品者应禁止驾驶车辆或操作机器。⑤治疗焦虑症、烦躁、失眠症时，如疗效不佳，可与苯二氮䓬类合用，但禁止与MAOI合用。

氟西汀的用法用量、注意事项是什么？

药物别名：百忧解、优克、奥麦伦。

氟西汀是第一个上市的SSRI抗抑郁药。我国批准的适应证是抑郁症、强迫症和神经性贪食症。多中心、双盲随机研究比较了氟西汀（每日10mg和20mg）和安慰剂治疗惊恐障碍的疗效，发现20mg/d氟西汀治疗惊恐障碍的疗效显著优于安慰剂。惊恐障碍所需的初始剂量往往低于抑郁障碍，许多报道使用的初始剂量为5mg/d。如果起始剂量高，如氟西汀20mg/d起始治疗时，往往出现惊恐发作加重，相应的停药率也很高。

用法用量：口服，每晨饭后20mg，最大剂量每日80mg。

早期常见不良反应有恶心、头痛、口干、出汗、视物模糊、失眠、焦虑等。可引起性功能障碍。皮疹发生率为3%。大剂量可诱发癫痫。有时可能诱发轻躁症，未发现潜在心脏毒性反应。

注意事项：①与卡马西平、三环类抗抑郁药同服，可使它们的血药浓度升高，因此应减量并定期监测血药浓度。②禁与MAOI合用，停MAOI改用氟西汀治疗至少间隔2周，从氟西汀改用MAOI至少需要间隔5周。③因与血浆蛋白结合率高，与华法林、地高辛合用时可影响它们的药代动力学而出现严重不良反应。④因半衰期长，老年和躯体病患者宜慎用。⑤对患者服药后可能出现的自杀意图应高度重视。

舍曲林的用法用量、注意事项是什么？

药物别名：左洛复、郁乐复。

舍曲林是五种SSRI中最新的一种，对5-HT再摄取的选择性也最强。它能高效选择性地抑制5-HT的再摄取，能使β肾上腺素能受体向下调节。不影响DA、NE的再摄取。对中枢毒蕈碱和组胺H_1受体没有明显亲和力，因此没有明显的抗胆碱能和镇静作用。用于治疗各类抑郁症、强迫症。美国FDA批准治疗焦虑障碍的亚型种类仅次于帕罗西汀（除GAD）。

用法用量：口服开始每日50mg，每日1次，与食物同服。数周后增至每日100~200mg。常用剂量为每日50~100mg，最大剂量为每日150~200mg（此量不得连续应用超8周以上）。需长期应用者，需用最低有效量。

舍曲林不良反应少，偶见恶心、呕吐、口干、射精困难、消化不良等。

注意事项：①对本品高度敏感者、严重肝功不良者禁用。肾功能不良、孕妇、哺乳期妇女不宜使用。有癫痫病史者慎用。②服用本品者不应驾驶车辆或操作机器。③不宜与MAOI合用。

西酞普兰的用法用量、注意事项是什么？

药物别名：喜普妙。

西酞普兰对5-HT再摄取抑制的相对选择性在同类药物中最高。具有肯定的抗抑郁作用，且起效迅速，对多巴胺和去甲肾上腺素的再摄取作用很小，不影响认知和精神运动性行为，尤其适用于躯体疾病伴发抑郁且需多种药物合用者。近年来研究显示，它对焦虑症、惊恐障碍也有较好治疗效果，还可作为治疗慢性疼痛辅助药。它被认为是最纯的5-羟色胺再摄取抑制剂，很少引起显著的药物相互作用，不良反应很少。对毒碱、组胺或5-羟色胺受体的亲和力很小或几乎没有。不影响心脏传导系统和血压，不损害患者的认知功能及精神运动，也不增强乙醇导致的抑郁作用。

西酞普兰的不良反应通常很少，很轻微，且短暂。最常见的不良反应有：恶心、出汗增多，流涎减少，头痛和睡眠时间缩短。通常在治疗开始的第一或第二周时比较明显，一般都逐渐消失。在稀有个案中曾观察到癫痫发作。在已存心搏缓慢患者中，心搏过缓可使治疗更复杂。

用法用量：开始时每日20mg，如临床适应，可增加至40mg/d，或有需要时增至最高剂量60mg/d。超过65岁的患者，剂量减半，即10~30mg/d。

艾司西酞普兰是西酞普兰的S-消旋异构体，2002年在美国上市。将S-西酞普兰分离出来，具有更好的耐受性和较快的起效时间。

文拉法辛的用法用量、注意事项是什么？

药物别名：博乐欣、凡拉克辛、万拉发新、盐酸万拉发辛、怡诺思。

文拉法辛为二环结构。有速释制剂及缓释制剂两种。具有5-HT和NA双重摄取抑制作用，对M1、H1、α1受体作用轻微，不良反应较少，起效相对较快，对焦虑障碍伴有明显抑郁和躯体症状的患者有较好的治疗作用。

文拉法辛安全性好，不良反应少，常见不良反应有恶心、口干、出汗、乏力、焦虑、震颤、阳痿和射精障碍。不良反应的发生与剂量有关，大剂量时血压可能轻度升高。

用法用量：开始剂量为1次25mg，1日2~3次，逐渐增至1日75~225mg，分2~3次口服。最高量为1日350mg。

注意事项：①严重肝、肾疾病，高血压，癫痫，闭角型青光眼，甲状腺疾病，血液病患者应慎用。②禁与MAOIs和其他5-HT激活药联用，避免出现中枢5-羟色胺综合征。③用药过程中应监测血压，血压升高应减量或停药。④停用时应逐渐减少剂量，已应用文拉法辛6周或更长时间者，应在2周内逐渐减量。⑤用药期间不宜驾驶车辆、操作机械或高空作业。

曲唑酮的用法用量、注意事项是什么？

药物别名：每素玉、美抒玉、盐酸曲唑酮。

曲唑酮为四环结构的三唑吡啶衍生物，药理作用复杂，对5-HT系统既有激动作用又有拮抗作用。治疗作用主要可能是由于5-HT2受体拮抗，从而兴奋其他受体特别是5-HT1A受体对5-HT的反应，被称为5-HT受体拮抗和摄取抑制剂。曲唑酮主要用于治疗抑郁症和伴随抑郁症状的焦虑症以及药物依赖者戒断后的情绪障碍。

曲唑酮常见不良反应有头痛、镇静、体位性低血压、口干、恶心、呕吐、无力，少数可能引起阴茎异常勃起。

曲唑酮剂量应该从低剂量开始，逐渐增加剂量并观察治疗反应。有昏睡出现时，须将每日剂量的大部分分配至睡前服用或减量。服药第一周内症状即有所缓解，2周内出现较佳抗抑郁效果。通常需要服药2~4周才出现最佳疗效。成人常用剂量初始为50~100mg/d（分次服用），然后每3~4天剂量可增加50mg/d。一般以200mg/d（分次服用）为宜，较严重者剂量可较大，最高用量不超过400mg/d（分次服用）。

注意事项：曲唑酮可加强中枢抑制剂包括酒精的抑制作用，不宜和降压药联用，和其他5-HT能药联用可能引起5-HT综合征，禁与MAOIs联用。

丙米嗪（米帕明）的用法用量、注意事项是什么？

米帕明主要通过阻断中枢神经系统对去甲肾上腺素和5-羟色胺这两种神经递质的再摄取，从而使突触间隙中这两种神经递质浓度增高，发挥作用。本品还有抗胆碱、抗 α_1 肾上腺素受体及抗 H_1 组胺受体作用，但对多巴胺受体影响甚小。

研究显示米帕明能有效地治疗惊恐障碍，它可使45%~70%的患者不再出现惊恐发作，恐怖性回避和预期性焦虑也有明显缓解。

米帕明的不良反应有：①中枢神经系统：过度镇静，记忆力减退，转为躁狂发作；②心血管：体位性低血压，心动过速，传导阻滞；③抗胆碱能：口干，视物模糊，便秘，排尿困难。推荐剂量：三环类抗抑郁剂（TCAs）治疗指数低，剂量受镇静、抗胆碱能和心血管不良反应限制。一般为50~250 mg/d，剂量缓慢递增，分次服。减药宜慢，突然停药可能出现胆碱能活动过度，引起失眠、焦虑、易激惹、胃肠道症状、抽搐等。

注意事项：米帕明不能与单胺氧化酶抑制药合用，应在停用单胺氧化酶抑制剂后14天，才能使用本品。用药期间应定期检查血象，肝、肾功能。患者有转向躁狂倾向时应立即停药。用药期间不宜驾驶车辆、操作机械或高空作业。严重心、肝、肾病，癫痫，急性闭角型青光眼者，12岁以下儿童，孕妇，前列腺肥大者慎用。

氯米帕明的用法用量、注意事项是什么？

药物别名：氯丙米嗪、安拿芬尼、海地芬。

氯米帕明的药理作用主要是阻断5-羟色胺转运体，抑制5-羟色胺的再摄取。摄取被阻断后，突触前5-HT1A自身受体减少了突触前5-羟色胺神经元的放电速率，5-羟色胺的主要代谢产物5-羟吲哚乙酸浓度迅速降低。2周以后，突触前自身受体敏感性降低，使放电速率恢复正常。此时，5-羟色胺的传递增强了。经过长期治疗以后，还会使突触后5-HT1A受体的敏感性增强。

氯米帕明用于治疗各种抑郁状态，也常用于治疗强迫症、恐惧症。

氯米帕明治疗初期可能出现抗胆碱能反应，如多汗、口干、视物模糊、排尿困难、便秘等。中枢神经系统不良反应可出现嗜睡、震颤、眩晕。可发生体位性低血压。偶见癫痫发作、心电图异常、骨髓抑制或中毒性肝损害等。

注意事项：严重心脏病、近期有心肌梗死发作史、癫痫、青光眼、尿潴留及对三环类药物过敏者禁用氯米帕明。肝、肾功能严重不全，前列腺肥大、心血管疾患、老年患者慎用，使用期间应监测心电图。本品不得与单胺氧化酶抑制剂合用，应在停用单胺氧化酶抑制剂后14天，才能使用本品。患者有转向躁狂倾向时应立即停药。用药期间不宜驾驶车辆、操作机械或高空作业。

米氮平的用法用量、注意事项是什么？

药物别名：瑞美隆。

米氮平的作用机制是通过增强NE、5-HT能的传递及特异阻滞5-HT2、5-HT3受体，拮抗中枢去甲肾上腺素能神经元突触α2自身受体及异质受体，此外对H1受体也有一定的亲和力，同时对外周去甲肾上腺素能神经元突触受体的中等程度的拮抗作用，与引起的体位性低血压有关。具有明显镇静作用，但抗胆碱能作用小。

本药耐受性好，不良反应较少，无明显抗胆碱能作用和胃肠道症状，对性功能几乎没有影响。常见不良反应为镇静、嗜睡、头晕、疲乏、食欲和体重增加。

用法用量：治疗起始剂量应为每日15mg，逐渐加大剂量至获最佳疗效。有效剂量通常为每日15~45mg。

注意事项：严重心、肝、肾病，白细胞计数偏低的患者慎用。不宜与乙醇、安定和其他抗抑郁药联用。禁与MAOIs和其他5-HT激活药联用，避免出现中枢5-羟色胺综合征。

吗氯贝胺的用法用量、注意事项是什么？

药物别名：朗天。

其作用是通过可逆性抑制脑内A型单胺氧化酶，从而提高脑内去甲肾上腺素、多巴胺和5-羟色胺的水平。具有作用快、停药后单胺氧化酶活性恢复快的特点。

不良反应有轻度恶心、口干、头痛、头晕、出汗、心悸、失眠、体位性低血压等。少见不良反应有过敏性皮疹。偶见意识障碍及肝功能损害。

大剂量时可能诱发癫痫。

用法用量：口服开始剂量为一次50~100mg，1日2~3次。逐渐增加至1日150~450mg，最高量为1日600mg。

注意事项：①肝、肾功能严重不全者慎用。②本品禁止与其他抗抑郁药物同时使用，以避免引起"高5-羟色胺综合征"的危险。③使用中枢性镇痛药（哌替啶、可待因、右美沙芬）、麻黄碱、伪麻黄碱或苯丙醇氨患者禁用本品。④患者有转向躁狂倾向时应立即停药。⑤用药期间不宜驾驶车辆、操作机械或高空作业。⑥用药期间应定期检查血象，心、肝、肾功能。⑦由其他抗抑郁药换用本品，建议停药2周后再开始使用本品；氟西汀应停药5周再开始使用本品。

噻奈普汀的用法用量、注意事项是什么？

药物别名：达体朗。

噻奈普汀药理作用独特，可增加突触前5-HT的再摄取，增加囊泡中5-HT的贮存，且改变其活性，使突触间隙5-HT浓度减少，而对5-HT的合成及突触前膜的释放无影响。在大脑皮层水平，增加海马锥体细胞的自发性活动，并加速其功能抑制后的恢复。增加皮层及海马神经元再摄取5-HT。对皮层下的5-HT神经元（例如网状系统）无影响。具有良好的抗焦虑兼抗抑郁作用。长期服用可减少焦虑和抑郁障碍的复发。对老年患者具有较好的疗效。

噻奈普汀不良反应较少，较常见的有口干、便秘、失眠/多梦、头晕、恶心、激惹/紧张等。

噻奈普汀的推荐剂量为每次12.5mg，每日3次（37.5mg/d）。肾功能损害者及老年人应适当减少剂量，建议服用25mg/d。

路优泰的用法用量、注意事项是什么？

药物别名：圣约翰草。

它是从草药（贯叶连翘，圣约翰草）中提取的一种天然药物。其药理机制复杂，对5-HT、DA再摄取均有明显的抑制作用。适用于各种焦虑患者及轻、中度的抑郁，同时能改善失眠。由于为天然药物，即使大量服用也是安全的。在欧洲及美国，该药作为非处方用药，剂量为每次300 mg，3次/天。有严重肝肾功能不全者慎用或减量，出现过敏反应者禁用。不良反应有胃肠道反应、头晕、疲劳和镇静。相对严重的是皮肤的光过敏反应。

β 受体阻滞剂为何可用于治疗焦虑障碍？

β 受体阻滞剂对外周 β 受体的阻滞作用可减慢心率、降低心肌收缩及使血压下降，对中枢神经系统也有抑制作用。许多焦虑患者常伴有心动过速、震颤、出汗等自主神经症状，研究发现 β 受体阻滞剂如普萘洛尔对减轻焦虑症的躯体症状有显著的效果。

临床上主要将 β 受体阻滞剂用于伴有严重躯体症状的焦虑、广泛性焦虑和期待性焦虑。对伴焦虑的震颤效果好。治疗惊恐发作和社交恐惧症所需剂量要大。

β 受体阻滞剂禁用于支气管哮喘和心力衰竭、有传导阻滞者。

普萘洛尔的用法用量、注意事项是什么？

药物别名：心得安。

普萘洛尔的每日剂量30~80mg，没有耐受性和依赖性，不产生镇静作用，不良反应少。常见的为眩晕和胃肠道反应。

支气管哮喘、心源性休克、心脏传导阻滞（Ⅱ~Ⅲ度房室传导阻滞）、重度或急性心力衰竭、窦性心动过缓者禁用。

注意事项：①该药耐受量个体差异大，用量必须个体化。首次用本品时需从小剂量开始，逐渐增加剂量并密切观察反应以免发生意外。②长期用本品者撤药须逐渐递减剂量，至少经过3天，一般为2周。③服用本品期间应定期检查血常规、血压、心功能、肝肾功能等。④孕妇及哺乳期妇女慎用。⑤因老年患者对药物代谢与排泄能力低，使用本品时应适当调节剂量。

黛力新的用法用量、注意事项是什么？

药物别名：黛安神、美利曲辛。

每片含相当于0.5mg二盐酸氟哌噻吨，以及10mg四甲蒽丙胺。氟哌噻吨是一种抗精神病药，因氟哌噻吨是突触后D1、D2受体的抑制剂，通过D2受体起抗精神病的作用。它是一种抗抑郁剂，抑制神经递质再吸收，使得突触间的5-HT和NE浓度增加，来调节中枢神经系统的功能。低剂量应用时，具有兴奋性，此药具有抗焦虑、抗抑郁和兴奋特性。

黛力新的适应证包括：轻、中度焦虑，抑郁，虚弱，神经衰弱，心因性抑郁，隐匿性抑郁，心身疾病伴焦虑和情感淡漠，更年期抑郁，嗜酒及药瘾者的焦躁不安及抑郁。

黛力新在推荐用量范围内，不良反应极为少见，可能会有短暂的不安和失眠。

用法用量：成人通常每天2片，早晨及中午各1片；严重病例早晨的剂量可加至2片。老年患者：早晨服1片即可。维持量：通常每天1片，早晨口服。对失眠或严重不安的病例，建议在急性期加服镇静剂。

注意事项：长期使用应注意锥体外系反应的发生，尤其在老年人应用时应该密切观察。若患者已预先使用了具镇静作用的安定剂，应逐渐停用。妊娠期和哺乳期患者最好不使用本品。

什么是艺术治疗？

艺术治疗（art therapy），又称艺术心理治疗（art psychotherapy）。广义的艺术治疗或创造性治疗，即所有的艺术表现形式的治疗。其中包括视觉艺术、音乐、舞蹈、戏剧、文学、书法等形式的治疗。狭义的艺术治疗指绘画治疗。艺术治疗的目的是借助绘画、音乐、舞蹈、戏剧、文学、书法及其各种创造性的自由表现活动，患者可将潜意识内压抑的感情与冲突呈现出来，并在绘画或艺术表现活动过程中获得疏解与满足，以达到诊断与治疗的效果。常见的有音乐治疗、绘画治疗和心理剧治疗。

美国艺术治疗协会（American Art Therapy Association）认为，艺术治

疗是一种心理治疗的方式，透过非语音表达和沟通的机会，允许当事人经由非口语和口语的表达及艺术经验，探索个人的问题及潜能。艺术治疗领域内有两种主要技术：第一种技术是把艺术的表达作为治疗的工具，以当事人的艺术产品配合联想和解释，帮助当事人发现自己的内在世界与外在世界的关系；第二种技术是利用艺术创作的过程，调和当事人的情绪冲突，升华情感，并帮助当事人自我探索、自我了解，以增进自我成长。

什么是音乐治疗？

音乐治疗（music therapy）是利用音乐体验的各种形式，以及在治疗过程中发展起来的，作为治疗动力的治疗关系来帮助被治疗者达到健康的目的（Bruscia，1998）。

音乐治疗是一门既年轻又古老的学科。说它年轻是因为从1950年美国音乐治疗专业协会（National Association for Music Therapy，NAMT）成立，标志着音乐治疗的形成，至今只有六十几年的历史。说它古老是因为自有人类历史以来，音乐就在人类生活中占有重要的角色，最早关于音乐治疗的个案就记载在《圣经·旧约》中。

相对于音乐治疗而言，传统的心理治疗都是以语言作为媒介，强调人的理性作用，认为"认知决定情绪"，通过纠正来访者头脑中不合理的认知以达到不良情绪的改变。音乐治疗强调"情绪决定认知"，"音乐是情绪的语言"（winner，1982），音乐在任何时候对情绪都有着促进或缓和以及兴奋或松弛的作用（Combarieu），通过音乐对情绪的影响来改变人的消极情绪状态，激发积极情绪，从而获得正确的认知观念，促进心理健康发展。

根据弗洛伊德的观点，音乐可以作用于本我，也可以通过加强自我来抑制本我的冲动。音乐可以引起情绪体验，与之前的成功或失败的经历和体验相联系，很多时候不是意识层面，而是潜意识层面的。音乐治疗师使用大量符合来访者现有情绪体验的音乐，激发来访者的情绪体验，帮助其将这样的消极体验发泄到极致，当到一定程度的时候，人内心深处的积极力量就会抬头。

音乐治疗的心理学机制是什么？

音乐造成独具特色的听觉表象，这种赋予瞬时变化的听觉表象易于改变人的认知模式，会打破和改变人们习以为常的固定认知模式，开拓人的认知领域；音乐刺激听觉分析器易于引起联觉和幻觉，也为灵感的产生创造了许多机会；人在专心聆听音乐时极易集中精力，协调统一内在目标，改变旧有精神状态，从而增强信心、鼓舞斗志、坚定意志，激发克服困难的勇气，因此音乐感受提高意志水平；每天积极聆听 10~15 分钟豪华、新奇的巴洛克音乐或者优雅、精致的莫扎特音乐，能使意识分散或负性情绪的 β 脑电波转换为成高度集中或平静状态的 α 脑电波，从而增强注意力并改善智力结构，有助于把左大脑抽象思维方式转换为右大脑形象思维状态，有利于激发创造力。

音乐治疗的社会学机制是什么？

音乐疗法通过组织多种音乐活动为患者提供一个安详愉快的人际交往环境，同时也提供了一个通过音乐和语言来表达、宣泄内心情感的机会，从而提高患者自信心，促进身心康复与健康。音乐通过对人类行为的渗透力、改造力与控制力，提高其免疫力、抵抗力与代偿力。

音乐治疗的适应证有哪些？

音乐疗法的适应证首先就是心理疗法的适应证，具体说来包括焦虑障碍、抑郁障碍、严重精神疾病、心身疾病以及各类行为问题、社会适应不良、某些老年病、各种心理障碍、人格障碍与性变态、亚健康状态等。但音乐治疗又不完全等同于一般心理治疗，尽管治疗目标基本一致，但音乐治疗的治疗手段与一般心理治疗有所不同。又由于音乐乃人之天性，音乐治疗对象极为广泛，除上述一般心理治疗的适应证外，还应包括智力障碍、心智疾病、戒毒、怯场、临终关怀、孤独自闭症等。

健康心理学认为：即使没有心身疾病，欣赏音乐也有助于养生保健！

什么是绘画疗法？

绘画疗法是以绘画作为治疗师和患者间的中介物来进行治疗，属于艺术治疗（art therapy）的一种。广义的艺术治疗或创造性治疗指所有的艺术表现形式的治疗，包括视觉艺术、音乐、舞蹈、戏剧、文学、书法等形式。狭义的艺术治疗即指绘画治疗。

绘画治疗的方法是让患者透过绘画、泥塑、涂鸦、剪纸拼贴等艺术形式的创作过程，利用非语言工具，将混乱的心、不解的感受导入清晰的状态，让潜意识内压抑的感情与冲突通过一个完整画面呈现出来，并在这个过程中获得疏解与整合的治疗，可统称为绘画疗法。

绘画疗法作为心理治疗的一种形式，是以大脑两半球分工和心理投射理论为基础的。绘画疗法认为以言语为中介的疗法在矫治由不合理认知或信念所引起的心理疾病时有疗效，但在处理情绪障碍、创伤体验等以情绪困扰为主要症状的心理问题时就显得无能为力了。心理学家Ley认为"一个人不能用左半球的钥匙去开右半球的锁"。因此，同属右半球控制的绘画艺术活动可以影响和治疗患者的情绪机能障碍。

绘画疗法的起源是什么？

绘画疗法（drawing therapy，DT）最早起源于20世纪初对精神病艺术家的研究，如Jaspers、Riese等对凡·高作品的研究。1922年，Prinzhorn发表《疯者艺术》，1956年Jakbo提出精神分裂症患者的绘画特点，均对精神疾病和绘画的关系做了探讨。由于此方法是以绘画为中介来进行治疗的，故称绘画疗法。目前，绘画疗法在西方国家已经得到广泛的应用，成为心理咨询和治疗的主要技术之一。但国内在这方面的研究和应用报道还比较缺乏。

绘画作为情感表达的工具，能够反映出人们内在的、潜意识层面的信息，是将潜意识的内容视觉化的过程。人们对绘画的防御心理较低，不知不觉中就会把内心深层次的动机、情绪、焦虑、冲突、价值观和愿望等投射在绘画作品中，有时也可以将早期记忆中被隐藏或被压抑的内容更快地释放出来，并且开始重建过去。因此，图画所传递的信息远比语言丰富，表现力更强。此外，在绘画的过程中，个体可以进一步理清自己的思路，把无形的东西有形化，把抽象的东西具体化。

绘画疗法的操作实施灵活，主要是治疗师以患者创作的绘画为中介，对患者进行分析和治疗。实施过程体现了精神分析治疗、结构化治疗、人本主义治疗等思想。Rogens认为，只有让个体在一个无条件的正向尊重的环境中，才能真正地表达自己。在绘画治疗的过程中，治疗师会给患者以尊重和积极关注的环境进行创作。对创作的成果根据实际情况可以按照精神分析治疗那样作为进行心理分析的依据和工具；也可以根据结构化治疗原则，使患者通过绘画发泄能量、降低驱力，从而摆脱心理困扰。

什么是舞蹈/动作治疗？

舞蹈/动作治疗常简称为舞动疗法，是艺术治疗的一个分支治疗方法。美国舞蹈治疗协会（ADTA）把它定义为一种运用舞蹈与动作过程以促进个体的情绪、身体、认知和社会整合的心理疗法。在英国，舞动治疗被定义为"咨询师通过治疗性的运用舞蹈及动作的方式，使来访者创造性地参与治疗过程，以促进来访者情绪、认知、身体和社会性的整合"（ADMT，1977）。舞蹈治疗作为心理学、艺术学、医学等多学科相交叉的产物，填补了传统谈话心理疗法的不足，创造性地使患者通过动作与舞蹈这一非语言的方式来实现情感、认知与环境的整合（周红，2004）。

舞动治疗是通过非语言这个沟通媒介配合访者抒发情绪，对咨询过程中自发性动作和创作作品的联想与诠释进行针对性的治疗。舞蹈动作在心理治疗上的运用，是一个促进身心整合的过程：其治疗方法遵循两个基本原理：①身体与心理有交互影响，身体动作可以反映出人格与心理状态。②以身体动作作为进行沟通和改变的媒介，即兴创造性的舞蹈经验具有治疗价值。

预防保健篇

什么是健康人格？

心理健康的终极目标是营造健康的人格。健康的人格不仅是人类应该追求的价值目标，也是人们充分发展所达到的一种境界。具有健康人格的人，其最显著的特点是：他们能够有意识地控制自己的生活，掌握自己的命运；他们正视自己，正视过去，面对现实，注重未来，渴望迎接生活的挑战，在实践中充分发挥自己的潜能并实现自己的价值。

健康人格的具体特征如下：

（1）和谐的人际关系　这一点最能体现一个人人格健康的程度。人格健康的人乐于与他人交往，并与他人建立良好的关系；与人相处时，尊敬、信任等方面态度多于嫉妒、怀疑等消极态度。健康的人常常以诚恳、公平、谦虚、宽容的态度对待他人，同时也要得到他人的尊重与接纳。

（2）良好的社会适应能力　这一点反映了人与社会的协调程度。人格健康的人能够和社会保持良好密切的接触，以一种开放的态度，主动关心社会，了解社会；在认识社会的同时，使自己的思想、行为跟上时代的发展，与社会的要求相符合，表现出能很快适应新的环境。

（3）正确的自我意识　自我认识是个体对自己以及自己与他人、与周围世界关系的认识。具有健康人格的人对自己有恰如其分的评价，充满自信、扬长避短，在日常生活中能有效地调节自己的行为与环境保持平衡。缺乏正确自我意识的人常常表现出自我冲突、自我矛盾，或者自视清高、妄自尊大，做力所不能及的工作，或者自轻自贱、妄自菲薄，甘愿放弃一切可以努力的机遇。

（4）乐观向上的生活态度　积极的人生态度是人类在社会实践中获得的本质力量的表现。乐观的人常常能看到生活中的阳光，对前途充满希望和信心，对自己所从事的工作或信心抱有浓厚的兴趣，并在其中发挥自身的智慧和能力，即使在遇到困难和挫折时，也能不畏艰辛，勇于拼搏。青年学生的主要任务是学习，而对学习的兴趣如何可以反映出其对生活的基本倾向。人格健康的学生对学习怀有浓厚的兴趣，表现出观察敏锐、注意力集中、想象力丰富、充满信心、勇于克服困难，通过刻苦、严谨的学习过程，获得学习的满足感和成就感。我们很难相信，对学习和生活缺乏兴趣，整天精神不振的学生人格是健康的。

（5）良好的情绪调控能力　情绪标志着人格的成熟程度。人格健康的人，能经常保持愉快、满意、开朗的心境，并富有幽默感，当消极情绪出现时能合情合理地宣泄、排解、转移和升华。

什么是理想人格的特征?

马斯洛认为自我实现是人生追求的最高境界，他列举过历史上38位最成功的名人，包括富兰克林、林肯、罗斯福、贝多芬、爱因斯坦等，从他们的人生历程中，马斯洛归纳出如下16条理想的人格特征。

（1）了解并认识现实，持有较为实际的人生观。

（2）悦纳自己、别人以及周围的世界。

（3）在情绪与思想表达上较为自然。

（4）有较广阔的视野，就事论事，较少考虑个人利害。

（5）能享受自己的私人生活。

（6）有独立自主的性格。

（7）对平凡事物不觉厌烦，对日常生活永感新鲜。

（8）在生命中曾有过引起心灵震撼的高峰体验。

（9）爱人类并认同自己为全人类之一员。

（10）有至深的知交、有亲密的家人。

（11）有民主风范，尊重别人的意见。

（12）有伦理观念，能区别手段与目的，绝不为达到目的而不择手段。

（13）带有哲学气质，有幽默感。

（14）有创见，不墨守成规。

（15）对世俗，和而不同。

（16）对生活环境有改造的意愿和能力。

人格的影响因素有哪些?

塑造和培养良好的人格是个体成长与发展的关键。在一个人的人生发展历程中有许多因素会影响到人格的发展，人格的塑造是先天、后天因素共同作用的结果。研究表明，人格是环境与遗传交互作用的产物。在人格培养过程中，既要看到个体的生物遗传的影响，更要看到社会文化的决定作用。

（1）生物遗传因素　研究表明，遗传是人格不可缺少的影响因素，但遗传因素对人格的作用程度因人格特征的不同而不同。通常在智力、气质这些与生物因素相关较大的特征上，遗传因素较为重要；而在价值观、信念、性格等与社会因素关系紧密的特征上，后天环境因素更重要。人格发展过程是遗传与环境交互作用的结果，遗传因素影响人格发展方向及形成的难易。

人既是一个生物个体，又是一个社会个体。人一出生后，各种环境因素的影响就开始了，并会作用于人的一生。后天环境的因素是多种多样的，小到家庭因素，大到社会文化因素。而这些因素对人格的发展更为重要。

（2）社会文化因素　人一出生，便置身于社会文化之中并受社会文化的熏陶与影响，文化对人格的影响伴随着人的终身。社会文化塑造了社会成员的人格特征，使其成员的人格结构朝着相似性的方向发展，而这种相似性又具有维系一个社会稳定的功能。这种共同的人格特征又使得个人正好稳稳地"嵌入"整个文化形态里。社会文化对人格的影响力因文化而异，这要看社会对顺应的要求是否严格。越严格，其影响力就越大。影响力的强弱也视其行为的社会意义的大小，对于不太具有社会意义的行为，社会允许较大的变异；但对在社会功能上十分重要的行为，就不太允许太大的变异，社会文化的制约作用也就越大。但是，若个人极端偏离其社会文化所要求的人格基本特征，不能融入社会文化环境之中，可能就会被视为行为偏差或心理疾病。

社会文化对人格的影响力一直被人们所认可，它对人格的形成与发育具有重要的作用，特别是后天形成的一些人格特征，如性格、价值观等。社会文化因素决定了人格的共同性特征，它使同一社会的人在人格上具有一定程度的相似性，如民族性格等。

值得重视的是，随着对文化因素的强调而产生的生物因素与文化因素之间的平衡，使文化在个体人格发展中的作用受到进一步重视。

（3）家庭环境因素　家庭常被视为人类性格的加工厂，它塑造了人们不同的人格特征。家庭虽然是一个微观的社会单元，但它对人格的培育起到了至关重要的作用。家庭是社会的细胞，家庭不仅具有其自然的遗传因素，也有着社会的"遗传"因素。这种社会遗传因素主要表现为家庭对子女的教育作用，俗话说："有其父必有其子"，其中不无一定的道理。父母们按照自己的意愿和方式教育孩子，使他们逐渐形成了某些人格特征。

强调人格的家庭成因，重点在于探讨家庭间的差异对人格发展的影响，探讨不同的教养方式对人格差异所构成的影响。西蒙斯（P.Symonds）研究认为："儿童人格的发展和他（她）与父母之间的关系息息相关。这意味着当我们考虑亲子关系时，不仅要注意它们对造成心理情绪失调和心理病理状态的影响，也得留意它们与正常、领导力和天才发展的关系。"

孩子的人格是在与父母持续相互作用中逐渐形成的，富于感情的父母将会示范并鼓励孩子采取更富情感性的反应，因此也加强了孩子的利他行为模式而不是攻击行为模式。孩子的人格就是在父母与他们的相互磨合中形成的。

不同环境中长大孩童常常形成不同的应对方法：

批评孩子在批评中长大，学会了责难；

敌意中长大，学会了争斗；

虐待中长大，学会了伤害；

支配中长大，学会了依赖；

干涉中长大，被动与胆怯；

娇宠中长大，学会任性；

否定中长大，学会了拒绝；

鼓励中长大，增长了自信；

公平中长大，学会了正义；

宽容中长大，学会了耐心；

赞赏中长大，学会了欣赏；

爱中成长，学会爱人。

这样的说法不无道理。

家庭教养方式一般可以分为三类。

第一类是权威型教养方式，这类母亲在对子女的教育中，表现得过于支配，孩子的一切由父母来控制。成长在这种教育环境下的孩子容易形成消极、被动、依赖、服从、懦弱，做事缺乏主动性，甚至会形成不诚实的人格特征。

第二类是放纵型教养方式，这类母亲对孩子过于溺爱，让孩子多表现为任性、幼稚、自私、野蛮、无礼、独立性差、唯我独尊、蛮横胡闹等。

第三类是民主型教养方式，父母与孩子在家庭中处于一个平等和谐的氛围中，父母尊重孩子，给孩子一定的自主权，并给予孩子积极正确的指导。父母的这种教育方式使孩子形成了一些积极的人格品质，如活泼、快乐、直爽、自立、彬彬有礼、善于交往、富于合作、思想活跃等。

怎样远离老年焦虑？

患焦虑症后，老人往往坐立不安、无所适从，自我调整也变得困难。老人还会因为自我调整失败而谴责自己，这是不必要的。以下有几点建议或许有助于自我放松。但每个人都可能有自己的放松方法，只有能让自己放松下来的，才是最合适的。

（1）乐天知命，知足常乐 古人云："事能知足心常惬。"老年人如对自己的一生所走过的道路有满足感，对退休后的生活尝试慢慢去适应，焦虑自会缓解。不要老是追悔过去，埋怨自己当初这也不该，那也不该。保持心情稳定，避免大喜大悲。"笑一笑十年少，愁一愁白了头"，"君子坦荡荡，小人长戚戚"，要心宽，凡事想得开，要使自己的主观思想不断适应客观发展的现实。不要希望任何客观事物都能如自己所愿，那不但是不可能的，而且极易诱发焦虑、抑郁、怨恨、悲伤、愤怒等消极情绪。

（2）自我疏导，转移注意力 轻微焦虑的消除，主要是依靠个人，当出现焦虑时，首先要意识到这是焦虑心理，要正视它，不要用自认为合理的其他理由来掩饰它的存在。其次要树立起消除焦虑心理的信心，充分调动主观能动性，运用注意力转移的原理，及时消除焦虑。当你的注意力转移到新的事物上去时，心理上产生的新的体验有可能驱逐和取代焦虑心理，这是人们常用的一种方法。

（3）自我放松　如果当你感到焦虑不安时，可以运用自我意识放松的方法来进行调节，具体来说，就是有意识地在行为上表现得快活、轻松和自信。比如说，可以端坐不动，闭上双眼，然后开始向自己下达指令："头部放松、颈部放松"，直至四肢、手指、脚趾放松。运用意识的力量使自己全身放松，处在一个松和静的状态中，随着周身的放松，焦虑心理可以慢慢得到缓解。另外还可以运用视觉放松法来消除焦虑，如闭上双眼，在脑海中创造一个优美恬静的环境，想象在大海岸边，波涛阵阵，海鸥在天空飞翔，你光着脚丫，走在凉丝丝的海滩上，海风轻轻地拂着你的面颊……

（4）求医就诊　当焦虑过于严重时，可以遵照医嘱，选服一些抗焦虑的药物，也可以通过心理咨询来寻求他人的开导，以尽快恢复。如果患了比较严重的焦虑症，则应向心理医生进行咨询，弄清病因、病理机制，然后通过心理治疗，逐渐消除引起焦虑的内心矛盾和可能有关的因素，解除对焦虑发作所产生的恐惧心理和精神负担。

怎样预防妊娠期焦虑和焦虑症？

研究发现，孕妇在孕期受到的精神压力，发生妊娠期焦虑和焦虑症会影响胎儿的发育。持续的应激会使胎动增多，出生后的新生儿常表现为躁动不安、哭闹、睡眠少等行为特点。孕期的严重焦虑情绪会增加孕妇难产的发生率，对孕妇产后的恢复、婴儿的照料、家庭关系等均有负面影响。随访研究报告，近50%孕期焦虑的孕妇会发生产后抑郁。因此，预防妊娠期焦虑和焦虑症，就显得非常重要。那么，如何预防？

首先，对于孕前有焦虑症病史的孕妇，进入孕期后建议维持药物治疗，以防止焦虑症的复发。

其次，对于那些存在妊娠期焦虑和抑郁相关危险因素，如既往有过死胎史、缺乏社会支持、妊娠并发症、适应不良性格等的孕妇，应予特别关注，加强随访，提供咨询和心理治疗。尤其要加强围产期医学知识的宣教，鼓励孕妇增加与妇产科医护人员的沟通，增加对丈夫及家属的防护知识的教育，随访中重视孕妇精神上的需要，倾听孕妇的述说，给予必要的帮助。这样，使得高危孕妇能够减少预期性的焦虑，并进一步减少焦虑症的发作。

再次，让普通孕妇加强对孕产期过程的了解，加强与家人、朋友、妈妈们以及检查医生的愉快沟通，临产前做一些有利健康的活动，如编织、绘画、唱歌、散步等，对预防焦虑也有作用。

怎样预防产后焦虑和焦虑症？

对于所有产妇都应该重视她们产后的心境。孕前有过焦虑障碍或心境障碍的产妇属于高危人群，更应该重视她们的心境变化，以防症状复发。对于孕期就存在焦虑障碍，或既往焦虑障碍反复发作的产妇，建议服用抗焦虑药预防产后焦虑症。应该采取积极的措施预防焦虑症的发生，具体如下。

（1）心理预防　在心理医师的指导下，充分认识到焦虑症产生的原因和背景。学会转移或化解精神压力，调节产后相对烦闷的生活方式，减轻精神负担和焦虑。参加妇保机构的孕妇健康宣教。情绪不稳、容易急躁、性格内向的产妇要不断克服性格上的弱点，学会与家人（尤其婆婆）和睦相处；提高处理复杂事务的能力，心态平和与处事不惊是预防焦虑产生的有效手段。

（2）生活预防　对于产后身体虚弱的产妇而言，家庭支持是很重要的。在这个时候，丈夫的关心、母亲的关心能够给产妇带来很大的安慰。对于乳房胀痛，乳房的护理知识是必备的。通过电话咨询，上网查询，与别的妈妈交流，或者找医生咨询，这些问题可以得到合适的解决方法。对于缺少睡眠的产妇，应该学会协调自己的睡眠规律，学会与孩子一起作息。

（3）饮食预防　很多家庭给产妇的饮食往往偏油腻，希望能够多下奶。其实，油腻的饮食不会多下奶，产妇反而会觉得上火，大便干结而心烦气躁。一般的荤素搭配和水果，往往能够给宝宝提供足够的奶水。当然烟酒、浓茶、咖啡、辛辣食物等，是完全不能沾的。因为这些食物不但会刺激情绪，而且对婴儿的身体发育很不利。

怎样预防更年期焦虑？

（1）做好充分的心理准备　人人都要过更年期，应该在心理上接纳和顺应更年期。并非每个人更年期都有更年期综合征的症状，即使有也是自然现象，更年期的症状随着岁月的流逝，会自然减轻与消失，不必恐慌和忧虑，不必自我烦恼，忧心忡忡。只要正确认识，合理治疗，就会平安度过。

（2）求助医疗帮助　对于更年期躯体和精神症状严重的女性可以求助妇科医生和精神科医生，进行专业咨询、检查和治疗。通过专科咨询和治疗，症状可以及时缓解。比如在医生指导下，适当应用性激素治疗，适当应用抗焦虑药物或抗郁药物，有助于缓解和预防更年期躯体症状和焦虑。

（3）学会自我调节　善于自我调节情绪，增加社交自信性，正确处理人际关系，培养适合自己个性和年龄的兴趣爱好，培养良好的性格和社会适应能力，悦纳自我，合理营养，重视体育锻炼，注重自我保健。

儿童焦虑障碍的预后如何？

通常人们在面临威胁或处于不良环境时出现焦虑反应后，如果不利的威胁未能如期而至，或预期中的事件果真兑现，但事情已经了结，一切都已事过境迁，这时焦虑情绪一般都会随之得到释放。但也有些原本就存在多愁善感、遇事容易着急担忧或担惊受怕等焦虑型性格的人，他们的焦虑情结往往释放缓慢，有时甚至要持续较长一段时间才能完全释放。因此，在焦虑障碍明确诊断后应该积极治疗，如果延缓治疗，该病可逐渐发展。该病具有波动性，发病后的大部分时间都有症状，有一部分患儿可有一定的缓解期（3个月或更长时间内没有症状），如果不加干预，80%的患儿的症状可持续3年，同时患儿的焦虑和担忧可因应激而加重。由于焦虑最常见的共病是抑郁，与单纯焦虑或抑郁障碍相比，焦虑和抑郁障碍共病患者具有症状重、病程慢性化、社会功能损害重、自杀率高和预后差等特征。因此，对于焦虑障碍最好的措施是及早发现，及时治疗。此外，影响预后的因素还有环境因素，在良好的家庭和社会环境中，焦虑症患儿会得到各方的关心和照顾，这有利于患儿病情好转和心身康复，相反，如处于不良环境，或是引发焦虑症状的不良因素长期存在，即使给予一定的治疗，往往不能达到预期的治疗效果。

总之，绝大多数的焦虑症患儿预后是良好的，有时尽管某些患儿的部分症状持续时间较长，但如果能获得家庭及医师的帮助，焦虑症状就不会严重妨碍其日常工作和生活。

什么是考试焦虑症？

【案例聚焦】雯雯是一个高三女孩，成绩一直名列前茅，可上次的月考成绩滑坡很大。从此，她每天上课时注意力更加"集中"，生怕听漏了一道题，记丢了老师说的一句话，下课也不离开教室，而是盯着上节课的内容反复"琢磨"。白天忧心忡忡、坐立不安、头晕头痛，晚上噩梦纷扰。看书复习时，会突然感到一阵莫名其妙的心烦胸闷、喉头堵塞透不过气来，有一种快窒息和濒死的恐惧感。

雯雯患的是严重的考试焦虑症。经过认知疗法、心理疏导和放松训练等综合治疗，2个月后症状完全消失。3个月后顺利地考上了理想的大学。

【解读】心理学上将在考试前或考试过程中出现过度紧张的心理状态，称为考试焦虑症。考试焦虑症持续时间较长，通常发生于考试前的1~2个月，甚至发生于重大考试前1年。

考试焦虑症是颇令学生、家长和教师头疼的心理问题，孩子明明是背得滚瓜烂熟的概念，一上考场却怎么也想不起来，脑子里似乎一片空白。

三大症状

心理异常：紧张、担心、恐惧、忧虑、注意力差、记忆力减退，学习效率下降，情绪抑郁、缺乏自信和学习热情，过度夸大失败后果，常有大难临头之感。

行为异常：拖延时间、逃避考试、坐立不安、怕光怕声，考试时思维混乱，手抖出汗，视力模糊，常草草作答，匆匆离开考场。

躯体异常：失眠多梦、头晕头痛、恶心呕吐、面色苍白、四肢发凉、胸闷气短、食欲减退、肠胃不适、频繁小便等症状。

适度的焦虑可以使人注意力集中，反应更加迅速，思维更加敏捷，有助于学生发挥出最佳水平。如果焦虑过度，就会起到相反的作用。过度的考试焦虑会干扰回忆过程，同时对思维过程起到瓦解的作用，从而使学生考试发挥失常。

考试焦虑症还可能对人的身心健康造成长远的影响，转化成为慢性焦虑，导致患者不能发挥正常的认知功能，对人的评价缺乏客观标准，同时情绪变得不稳定，自制力下降，社会适应能力下降。从对躯体的影响来看，考试焦虑症对神经、心血管、消化、呼吸以及内分泌系统均会产生影响，导致神经衰弱、心血管系统疾病、胃溃疡、甲状腺功能亢进等疾病。因此，对于考试焦虑症不可掉以轻心。

诱因探源

从焦虑本身来说，主要是对考试结果一种不确定性的担忧，诱发考试焦虑症有很多因素。

第一种因素就跟人的性格有关，我们把它叫作悲观主义者。这类儿童哪怕有90%的可能性考好，但是他不看那90%，看的多是那10%，所以他总是很悲观，通常这样焦虑的人，对其他事情也会抱有悲观的感觉。对他来说，快乐是暂时的，烦恼是永远的。

第二，可能跟他的失败经历有关系，就是以前的考试当中失败过。比如有一些同学，在一模、二模考试当中没有考好，就使得他们在高考中有相当多的焦虑。

第三方面的原因，就是来自不合理的期望，可能来自家长、老师或自己。所说的不合理的期望，就是指他的愿望和他的能力相差比较远。比如有的家长认为，现在不上重点大学找工作比较难，就希望自己的孩子上重点大学，其实孩子的能力只能上普通学校，强迫他上重点，就有差距了，无形中就给了他压力。

怎样帮助有学校恐惧情绪的学生？

学校恐惧症治疗的基本原则是根据不同患儿的具体情况，采取综合性的治疗方案。治疗的目的是减轻患儿的焦虑恐惧情绪，消除各种紧张因素，增强学校的吸引力，培养儿童入校学习的自觉性，以期尽早返校。更高的目标是对患儿的个性和行为方面的缺陷进行纠正，培养良好的生活技能和健全的心理素质。心理治疗的开展需要医师、家庭和学校三方面的充分合作。患儿的心理健康状况还与家庭尤其父母的个性心理特征、心理健康水平、教育抚养方式有密切关系，为此应详细了解父母的心理健康状况，分析他们的行为方式、情绪反应方式及其可能对患儿产生的影响，并对其进行指导，必要时进行家庭治疗。对于有严重焦虑、抑郁情绪的患儿，在心理治疗一时还不能解决问题时，可以适当短期使用一些药物治疗。可在医师的指导下酌情使用一些抗焦虑药或者抗抑郁药。

附　录

汉密尔顿焦虑量表（HAMA）

您先了解了以下各项目的具体内容。

（1）焦虑心境　担心、担忧，感到有最坏的事情将要发生，容易激惹。

（2）紧张　紧张感、易疲劳、不能放松、易哭、颤抖、感到不安。

（3）害怕　害怕黑暗、陌生人、一人独处、动物、乘车或旅行及人多的场合。

（4）失眠　难以入睡、易醒、睡得不深、多梦、梦魇、夜惊、醒后感疲倦。

（5）认知功能　注意力不能集中，记忆力差，或称记忆、注意障碍。

（6）抑郁心境　丧失兴趣、对以往爱好缺乏快感、忧郁、早醒、昼重夜轻。

（7）躯体性焦虑（肌肉系统症状）　肌肉酸痛、活动不灵活、肌肉抽动、肢体抽动、牙齿打战、声音发抖。

（8）躯体性焦虑（感觉系统症状）　视物模糊、发冷发热、软弱无力感、浑身刺痛。

（9）心血管系统症状　心动过速、心悸、胸痛、血管跳动感、昏倒感、心搏脱漏。

（10）呼吸系统症状　胸闷、窒息感、叹息、呼吸困难。

（11）胃肠道症状　吞咽困难、嗳气、消化不良（进食后腹痛、胃部烧灼痛、腹胀、恶心、胃部饱感）、肠鸣、腹泻、体重减轻、便秘。

（12）泌尿生殖系统症状　尿意频数、尿急、停经、性冷淡、过早射精、勃起不能、阳痿。

（13）自主神经系统症状　口干、潮红、苍白、易出汗、易起"鸡皮疙瘩"、紧张性头痛、毛发竖起。

（14）会谈时行为表现　①一般表现：紧张、不能松弛、忐忑不安、咬手指、紧紧握拳等。②生理表现：吞咽、打呃、安静时心率快、呼吸快（20次/分以上）等。

当您了解了以上各项目的具体内容，请圈出最适合患者情况的分数：

汉密尔顿焦虑量表（HAMA）

	无症状	轻	中等	重	极重
1.焦虑心境	0	1	2	3	4
2.紧张	0	1	2	3	4
3.害怕	0	1	2	3	4
4.失眠	0	1	2	3	4
5.认知功能	0	1	2	3	4
6.抑郁心境	0	1	2	3	4
7.躯体性焦虑（肌肉系统症状）	0	1	2	3	4
8.躯体性焦虑（感觉系统症状）	0	1	2	3	4
9.心血管系统症状	0	1	2	3	4
10.呼吸系统症状	0	1	2	3	4
11.胃肠道症状	0	1	2	3	4
12.泌尿生殖系统症状	0	1	2	3	4
13.自主神经系统症状	0	1	2	3	4
14.会谈时行为表现	0	1	2	3	4

总分：＿＿＿＿＿＿＿

结果解释：总分超过29分，可能为严重焦虑；超过21分，肯定有明显焦虑；超过14分，肯定有焦虑；超过7分，可能有焦虑；小于6分，没有焦虑。一般以HAMA总分14分为分界值。

焦虑自评量表（SAS）

注意：根据您最近一星期的实际情况，圈出最适合自己情况的分数。

	偶或无	有时	经常	持续
1.我觉得比平常容易紧张或着急	1	2	3	4
2.我无缘无故地感到害怕	1	2	3	4
3.我容易心里烦乱或觉得惊恐	1	2	3	4
4.我觉得我可能将要发疯	1	2	3	4
5*.我觉得一切都很好，也不会发生什么不幸	1	2	3	4
6.我手脚发抖打战	1	2	3	4
7.我因为头痛、颈痛和背痛而苦恼	1	2	3	4
8.我感觉容易衰弱和疲乏	1	2	3	4
9*.我觉得心平气和，并且容易安静坐着	1	2	3	4
10.我觉得心跳得很快	1	2	3	4
11.我因为一阵阵头晕而苦恼	1	2	3	4
12.我有晕倒发作，或觉得要晕倒似的	1	2	3	4
13*.我吸气呼气都感到很容易	1	2	3	4
14.我的手脚麻木和刺痛	1	2	3	4
15.我因为胃痛和消化不良而苦恼	1	2	3	4
16.我常常要小便	1	2	3	4
17*.我的手脚常常是干燥温暖的	1	2	3	4
18.我脸红发热	1	2	3	4
19*.我容易入睡并且一夜睡得很好	1	2	3	4
20.我做噩梦	1	2	3	4

【注】*为反向提问项目

结果解释：

焦虑总分低于50分者为正常；50~60者为轻度，61~70者是中度，70以上者是重度焦虑。阴性项目数表示被试者在多少个项目上没有反应，阳性项目数表示被试者在多少个项目上有反应。

贝克焦虑量表（BAI）

编号_____ 姓名_____ 性别_____ 年龄_____ 测验日期_____

指导语：本量表含有21道关于焦虑一般症状的问题，请仔细阅读每一道题，指出最近一周内（包括当天），被各种症状烦扰的程度，并按以下标准进行选择：选1表示"无"；选2表示"轻度，无多大烦扰"；选择3表示"中度，感到不适但尚能忍受"；选4表示"重度，只能勉强忍受。"

	无	轻度，无多大烦扰	中度，感到不适但尚能忍受	重度，只能勉强忍受
1.麻木或刺痛	1	2	3	4
2.感到发热	1	2	3	4
3.腿部颤抖	1	2	3	4
4.不能放松	1	2	3	4
5.害怕发生不好的事情	1	2	3	4
6.头晕	1	2	3	4
7.心悸或心率加快	1	2	3	4
8.心神不定	1	2	3	4
9.惊吓	1	2	3	4
10.紧张	1	2	3	4
11.窒息感	1	2	3	4
12.手发抖	1	2	3	4
13.摇晃	1	2	3	4
14.害怕失控	1	2	3	4
15.呼吸困难	1	2	3	4
16.害怕快要死去	1	2	3	4
17.恐慌	1	2	3	4
18.消化不良或腹部不适	1	2	3	4
19.昏厥	1	2	3	4
20.脸发红。	1	2	3	4
21.出汗（不是因暑热冒汗）。	1	2	3	4

评定方法以及注意事项：

该量表均应由评定对象自行填写。在填表之前应向填写者交代清楚填写方法及每题的含义，要求独立完成自我评定。需要注意的方面有：

1. 评定时间范围应是"现在"或"最近一周"内的自我体验。

2. 应仔细评定结果，不要漏项或重复评定。

3. 可随临床诊治或研究需要反复评定，一般间隔时间至少一周。

结果解释：

一般将BAI总分大于或等于45分作为焦虑阳性的判断标准。

状态–特质焦虑问卷（STAI）

编号_____姓名_____性别_____年龄_____测验日期_____

状态焦虑量表（S-AI）

指导语：下面列出的是一些人们常常用来描述自己的陈述，请阅读每一个陈述，然后根据自己此时此刻最恰当的感觉进行选择。其中，"完全没有"选1，"有些"选2，"中等程度"选3，"非常明显"选4。

注意：回答没有对或错，不要对任何一个陈述花太多的时间去考虑，但所给的回答应该是你现在最恰当的感觉。

	完全没有	有些	中等程度	非常明显
1.*感到心情平静	1	2	3	4
2.*我感到安全	1	2	3	4
3.我是紧张的	1	2	3	4
4.我感到紧张束缚	1	2	3	4
5.*我感到安逸	1	2	3	4
6.我感到烦乱	1	2	3	4
7.我现在正烦恼，感到这种烦恼超过了可能的不幸	1	2	3	4
8.*我感到满意	1	2	3	4
9.我感到害怕	1	2	3	4
10.*我感到舒适	1	2	3	4
11.*我有自信心	1	2	3	4
12.我觉得神经过敏	1	2	3	4
13.我极度紧张不安	1	2	3	4
14.优柔寡断	1	2	3	4
15.*我是轻松的	1	2	3	4
16.*我感到心满意足	1	2	3	4
17.我是烦恼的	1	2	3	4
18.我感到慌乱	1	2	3	4
19.*我感到镇定。	1	2	3	4
20.*我感到愉快。	1	2	3	4

*为反向计分

特质焦虑量表（T-AI）

指导语：下面列出的是人们常常用来描述自己的一些陈述，请阅读每一个陈述，然后根据自己经常的感觉进行选择。"几乎没有"选1，"有些"选2，"经常"选3，"几乎总是如此"选4。没有对或错的回答，不要对任何一个陈述花太多的时间去考虑，但所给的回答应该是你平时所感觉到的。

	几乎没有	有些	中等程度或是经常有	非常明显或几乎总是如此
21.*我感到愉快	1	2	3	4
22.感到神经过敏和不安	1	2	3	4
23.*我感到自我满足	1	2	3	4
24.我希望能和别人那样地高兴	1	2	3	4
25.我感到我像衰竭一样	1	2	3	4
26.*我感到很宁静	1	2	3	4
27.*我是平静的、冷静的和泰然自若的	1	2	3	4
28.我感到困难——堆积起来，因此无法克服	1	2	3	4
29.我过分忧虑一些事，实际这些事无关紧要	1	2	3	4
30.*我是高兴的	1	2	3	4
31.我的思想处于混乱状态	1	2	3	4
32.我缺乏自信心	1	2	3	4
33.*我感到安全	1	2	3	4
34.*我容易做出决断	1	2	3	4
35.我感到不合适	1	2	3	4
36.*我是满足的	1	2	3	4
37.一些不重要的思想总缠绕着我，并打扰我	1	2	3	4
38.我产生的沮丧是如此强烈，以致我不能从思想上排除它们	1	2	3	4
39.*我是一个镇定的人	1	2	3	4
40.当我考虑我目前的事情和利益时就陷入紧张状态	1	2	3	4

*为反向计分

结果解释：

分别计算S-AI和T-AI量表的总分，最小值20，最大值80，反映状态或特质焦虑的程度。

儿童社交焦虑心理量表（SASC）

姓名_____ 性别_____ 年龄_____ 出生日期_____ 年级_____

请指出每句话对你的适用程度。（1.从不是这样 2.有时这样 3.一直这样）

	从不是这样	有时这样	一直这样
1.我害怕在别的孩子面前做没做过的事情	1	2	3
2.我担心被人取笑	1	2	3
3.我周围都是我不认识的小朋友时，我觉得害羞	1	2	3
4.我和小伙伴一起时很少说话	1	2	3
5.我担心其他孩子会怎样看待我	1	2	3
6.我觉得小朋友们取笑我	1	2	3
7.我和陌生的小朋友说话时感到紧张	1	2	3
8.我担心其他孩子会怎样说我	1	2	3
9.我只同我很熟悉的小朋友说话	1	2	3
10.我担心别的小朋友会不喜欢我	1	2	3

操作解释指导：

儿童社交焦虑量表（social anxiety scale for children）的条目涉及社交焦虑所伴发的情感、认知及行为。本量表为最新的10个条目版本。条目使用3级评分制：从不是这样；有时是这样；一直是这样。

本量表包含两个大因子：其一为害怕否定评价（第1、2、5、6、8及10条）；其二为社交回避及苦恼（第3、4、7及9条）。

儿童焦虑性情绪障碍筛查表（SCARED）

指导语：请你根据最近3个月的实际感受填写下表，不要考虑怎样回答才"正确"，仅根据你的感觉如实回答，圈出最适合自己情况的分数。注意不要漏项。

	无	有时	经常
1.当我感到害怕时，出现呼吸困难（出气不赢）	0	1	2
2.我在学校时感到头痛	0	1	2
3.我不喜欢与不太熟悉的人在一起	0	1	2
4.如果我不在家里睡觉，就觉得内心不安	0	1	2
5.我经常担心别人是不是喜欢我	0	1	2
6.当我害怕时，感到马上要死去似的	0	1	2
7.我总是感到紧张不安	0	1	2
8.父母无论去哪里我总是离不开他们	0	1	2
9.别人说我好像很紧张的样子	0	1	2
10.当我与不熟悉的人在一起时就感到紧张	0	1	2
11.在学校时就出现肚子痛	0	1	2
12.当我害怕时，自己感觉快要发疯，失去控制了	0	1	2
13.我总担心让我自己一个人睡觉	0	1	2
14.我担心自己不像其他孩子一样好	0	1	2
15.当我害怕时，感到恍恍惚惚，好像周围的一切不真实似的	0	1	2
16.我梦见父母发生了不幸的事情	0	1	2
17.我担心又要去上学	0	1	2
18.我害怕时，心跳会加快	0	1	2
19.我手脚发抖打战	0	1	2
20.我梦见发生了对我不利的事情	0	1	2
21.我对于一些精心为我安排的事感到不安和不自在	0	1	2
22.当我害怕时，我会出汗	0	1	2
23.我是一个忧虑的人	0	1	2

	无	有时	经常
24. 我无缘无故地感到害怕	0	1	2
25. 我害怕一个人待在家里	0	1	2
26. 我觉得和不熟悉的人说话很困难	0	1	2
27. 我害怕时感到不能呼吸	0	1	2
28. 别人说我担心得太多了	0	1	2
29. 我不愿离开自己的家	0	1	2
30. 我担心以前那种紧张（或惊恐）的感觉再次出现	0	1	2
31. 我总担心父母会出事	0	1	2
32. 当我与不熟悉的人在一起时，觉得害羞	0	1	2
33. 我担心将来会发生什么事情	0	1	2
34. 我害怕时感到恶心、想吐	0	1	2
35. 我担心自己能不能把事情做好	0	1	2
36. 我害怕去上学	0	1	2
37. 我担忧已发生了什么事	0	1	2
38. 我害怕时，感到头昏	0	1	2
39. 当我与其他伙伴或大人在一起做事情时（如在朗读、说话、游戏、做体育活动时），如果他们看着我，我就感到紧张	0	1	2
40. 当我去参加活动、跳舞或者有不熟悉的人在场时，就感到紧张	0	1	2
41. 我是一个害羞的人	0	1	2

结果解释：

SCARED各分量表组成为：

躯体化/惊恐=1+6+9+12+15+18+19+22+24+27+30+34+38

广泛性焦虑=5+7+14+21+23+28+33+35+37

分离性焦虑=4+8+13+16+20+25+29+31

社交恐怖=3+10+26+32+39+40+41

学校恐怖=2+11+17+36

焦虑总分：将41个单项相加则得到总分。

简明焦虑量表=24+25+28+36+41

纵谈焦虑及焦虑症

——代后记

一、历史溯源

"焦虑"是一种情绪状态。人类的这种心理体验，溯源久远。在人类生存的大自然和群集的社会中都充满着不安全的因素，而趋利避害，保全自己，是人类生存的本能反应。一旦察觉某种危险将要降临，或者想象某种危险可能发生时，人就有焦虑发生。在应激反应中，人们通过危险的警示信号，出现内心紧张，机体进入战斗准备状态，自主神经功能亢进，全力准备应付将临的危害；或采取进攻对抗，或迅速躲避逃命，以求化险为夷。此时，焦虑的出现，是应激性心身反应的重要环节。不管人们是否以"焦虑"这一名词来称谓它，其实人类很早就有体察。从种族发生上看，焦虑还是一种较为原始的情绪状态，在心理现象中，历史久远。随着社会的进步，人类活动范围扩大，能引发焦虑的情景亦随之增加。现代社会，随时随地都有触发焦虑之源，使这种情绪，变得更为复杂和重要。

古往今来，在日常生活中产生出的心理活动就受到重视和研究。我国古代把人的十分复杂而又多种多样的情绪活动概括为"喜、怒、忧、思、悲、恐、惊"七情。在这些基本情绪中，就包含有与焦虑相应的情绪状态。对焦虑之情的描述，不仅见于医学著述，亦见于古代之文学、历史、艺术等著作中。京剧《文昭关》写伍子胥之父受楚平王迫害，株连一家三百余人。伍子胥逃出，拟往吴国，但行至昭关受阻，遇当地隐士东皋公应允相助，将其藏匿家中等待了四天，仍未逃出重兵把守的昭关。伍子胥心急如焚，须发尽白，面貌改变，东皋公借此设计让他混出昭关，逃往吴国。故事细节可能有夸张之处，但从中也看出，持续的焦虑，还会引发一些明显的身心变化，这也为后世医学所证明。

类似于当今焦虑症的过分焦虑的病态，在古代医籍中，记载颇多，如惊悸、怔忡、噩梦、眩惑等症状表现，金元大家张子和更有用类似现今脱敏疗法的"惊者平之"疗法，解救了一惊恐发作的案例。见于文史类书的更有一则"杞人忧天"的著名典故。故事说的是一个杞国人，老是担心天崩地陷，自己无处存身，忧虑得吃不下饭，睡不着觉。实际上这些人的焦虑是不必要也毫无根据的"无事愁"。现实生活中确有不少"杞人忧天"式的忧虑者，这类"神经质型"的人格，是产生某些神经症类型的易病者。他们事事多虑，神经过敏，庸人自扰，预感大祸将临，出现预期焦虑，已超越了一般的焦虑反应。

对于过分的焦虑情绪，应该节制，古人也有许多对策。有句古话，叫作"人无远虑，必有近忧"，所谓"远虑"即及早考虑，作长远筹划，未雨绸缪；而"近忧"是指现实的愁烦、担心、疑虑、不安。指的就是焦虑情绪。若当焦虑降临，才想办法，力图压制它，或想忘掉它，结果常适得其反，使焦虑更甚。清代学者李渔，在《止忧》中说：忧不可忘而可止，止者所以忘之也。他提出："止忧之法有五：一曰谦以省过，二曰勤以砺身，三曰俭以储费，四曰怒以息争，五曰宽以弥谤。承此而行，则忧之大者可小，小者可无。"他的见解与现代医学心理学所述焦虑的对策相吻合。

在西方，古希腊哲学家赫拉克利特说："一切皆流，无物常往"。"我们既踏进又不踏进同样的河流"。喻示自然界和社会的变化不以人们主观意志为转移，我们的心理发生焦虑、恐惧、不安是完全自然的，我们要顺应自然地接受这种不安情绪，接受挑战，而不是逃避现实，推卸责任，则焦虑不安也会随之化解。大凡成事业者，都有长期艰苦的磨炼，中国人有许多修身养性之道，都利于心理品性之完善。许多人能达到"临危而不惧"，"处变而不惊"的境界。这样的人，何来多余的焦虑呢。他们更不会是焦虑症的易病者。

二、现状综述

焦虑为现代的心理学名词，医学心理学所用的对应西文术语为"anxiety"，而worry意思相近，则为普通名词，表述的是担心、忧虑和烦恼。按心理学的描述，焦虑是一个人预计将会有某种不良后果产生或威胁出现时的一种情绪状态。其表现是紧张不安，担忧顾虑、忧愁烦恼、恐惧害怕。焦虑的严重程度，可以从轻微的担忧直到惊慌失措的恐慌。一般而言，轻度的焦虑不仅对人无害，而且可以激发人的斗志，唤起警觉，促进人体功能，适应环境变化；而强烈的焦虑反应则对完成工作和人体的身心状况造成损害。

焦虑是人适应环境而产生的应激反应。其具体包括：认知的、外显行为的，以及生理上的3种反应成分。认知反应成分指认识到危险或有害的刺激情境时所体验到的恐惧感和受威胁感；行为的反应成分则指迅速逃避有害现场及手足无措、坐立不安等；生理上的反应成分主要指自主神经系统活动增加，肾上腺素分泌增多，血压和心率增加，手掌出汗、面部血管收缩（表现为脸色苍白），唾液分泌减少、唾液变浓（感到口干）、肌肉内血糖大量分解和血中乳酸增多，此时使用普萘洛尔等抑制肾上腺素分泌可以减少血中乳酸浓度，从而消除焦虑的情绪体验。

焦虑反应的强度存在个体差异，有的人只有认知性的反应，并无行为方面或生理上的表现，有的人则有全部表现。一些神经过敏的神经质者，往往有严重的焦虑反应，甚至在并无威胁性刺激的情景时也会出现诸如心跳加剧、呼吸加速、肌肉紧张、晕厥、呕吐等身体症状。此时焦虑反应也不再是适应行为而是病理性反应的焦虑症了。尽管如此，焦虑人格与焦虑症毕竟不同；从焦虑情绪到焦虑为病，也还需有其他促发因素及症状表现。对焦虑症的认识，也有一历史过程。

焦虑症，最早由S.Freud（1895年）提出，其为以焦虑为中心症状，呈急性发作形式或慢性持续状态，并伴有自主神经系统功能紊乱。在此之前，命名还十分混乱，曾有：心脏神经症、激惹性心脏病、神经症性循环无力症、血管收缩性神经症等名称。关键是一般焦虑情绪反应和焦虑症的区别，前者焦虑出现往往有明确的事态，且事过之后情绪即趋平复；而焦虑症患者的焦虑症状往往持之以时，不立即消失，目前以焦虑症状持续存在3个月为焦虑症病程诊断标准。焦虑症者的焦虑症状不限于特殊处境，可在任何情况下发生。根据焦虑内容分现实性与预感性两类，现实性焦虑是面临现实特殊处境和事物而产生的焦虑体验，而预感性焦虑，则是预感某种模糊不清的严重局面而产生的焦虑体验。预感性焦虑是焦虑性神经症的核心。"杞人忧天"就是种预感焦虑。

近年医学科普之作，谈抑郁症较多，而焦虑症则被冷落。其实焦虑症在心理门诊中，也是常见病。但人们对焦虑症的了解实在太少，常被求治中的误区困扰，有如火上浇油，弄得焦头烂额，一筹莫展。焦虑症给人们带来的苦恼和折磨，也绝不下于其他疾病。

类似焦虑症的情况，古已有之，而当今社会，应该说有增无减。商品经济环境下，竞争是自然的法则，人们得承受竞争带来的压力，焦虑情绪在所难免。处理得当，大都能够适应，但也有承受不起压力或遭遇挫折、失败、困境、各种意外而引发持续焦虑，乃至积压成疾，患了焦虑症。焦虑本是一种应激本能，但反应过度就是焦虑症了。持续的焦虑是一种病，一种需要治疗的神经症。国际疾病分类将之列为精神疾病的一大类。

多年来，在心理门诊中，焦虑障碍名列前茅，求诊人数不下于抑郁症。患者的难熬症状会让他们很快求助于心理医生。一些以躯体化症状为表现的焦虑障碍患者，他们或觉胃胀、纳减、消瘦而认为是消化道病，或有胸闷、气窒、头晕、心慌而怀疑是心血管病，或因惊恐发作而往医院急诊，经过一番周折，检查下来，内脏正常，无器质性疾病而求助于心理医生。

2005年春节前，我的女儿从美国回沪探亲，前后一个月的时间，紧张劳累。二月初，返美之际，回程又不顺利，因天气不好，飞机无法降落，在费城上空盘旋了一个多小时，才终于降下，乘客的精神紧张，身体疲劳，已可想而知。到达后当天虽打来电话报了平安，但第二天女婿就来电告知：我的女儿病了。早晨她自己驾车去上班，到单位后头晕、天旋地转，一个小时的车程开不回来，是单位让女婿接回家的，服了茶苯海明也不管用。我和妻子讨论后认为症状像似"梅尼埃病"，简单服药没用，要至五官科检查迷路功能。第二天去查了，不是梅尼埃病，此时她自感人软、心慌、走路晃晃悠悠。家庭保健医生已联系内科检查，做了24小时心电图监测，心脏无异常，但她仍感心慌、胸闷、发作时说不出的难过，人像就要死了一样……我一听这情况立刻就想到焦虑症的惊恐发作。因此告诉她，快到心理科看，有许多很好的抗焦虑药可用。随后由家庭医生联系看了心理医生。果不出我所想，医生就是按焦虑症治疗，给开了左洛复，这是美国常用的抗抑郁焦虑药。但她仍颇多疑虑，怕这么点药治不了她这么重的病，她甚至担心，今后难以上班，又想爸妈已年老，自己就尽不了什么责，很感内疚。我告诉她,诊断和治疗方案是对的,若左洛复所用剂量不足,以后可增量服用,会有效的。

静下来,我想,女儿的人格素质还是比较稳定的,并不是神经质的女孩,而这次的病,确实符合焦虑症特点。这就让我想到社会心理因素应激的作用。女儿十余年前到美国,出国就历经周折,困难颇多。虽托福考了高分,但无经济担保人,去不了。她甚至对我言:"爸!我对你各方面都没有什么意见,但最大的缺点是没有一个海外关系,连个担保人也找不着。"我心想:过去"历史清白,无海外关系"是我得到信任的最大优势,怎么一下子成了缺点呢?但对女儿实现出国愿望,一点帮不上忙,也确是事实,我真正无奈。后来到了美国,她念学位,有四五百美元一月的奖学金,为圆我的访美梦,她就设法邀我自费赴美开会考察。那时她爱人刚念完硕士学位,州里给贷款买了新车,我开会访问期间,由女婿开车跑遍了东部大部城市。女儿在假期也不停地打工赚钱供养我。我在美考察半年,国内工资停发,纯属自费活动。回来时带了大量资料,我写的文章先后在多家期刊发表,约十余万字,这也有他们夫妻的一份功劳。在餐馆打工,她英语好,总是被安排到前台,负责听电话、接待顾客。一次,两个非裔人上门抢劫,枪对着她,老板、大厨、男性都躲掉了,她一人抵挡不住,银箱里的现金被抢走,她气得永不再去餐馆打工。3年前,她回来时曾对我流露:她们单位一个女同事,才四十余岁,工作很好,但不久前无缘无故地被辞退了。她这不是"悲天悯人",而是"唇亡齿寒",有同病相怜之感。在异国他乡,要生存下来,要站住脚,对她这第一代移民,实有太多的worry(担心)呀。因此,她患上焦虑症也并不奇怪。

一周之后,她来电话:人情绪好些了,只是心慌、出汗、脚软、人发虚,不敢驾车,故还未上班。我告诉她,不必过于着急,会好的,心慌、出汗是自主神经功能失调的表现,与脑功能有关。让医生给开点谷维素,并告知该药的英文、日文药名。为了让她了解病的性质,我将自己所写《神经症百问》的有关篇幅,网上发给她。又过了一个礼拜,她来电说,人好多了,并称:她看了我写的病状——在惊恐发作时,常伴有严重的自主神经功能失调症状,如胸闷、呼吸困难、剧烈心跳、喉部堵塞和窒息感,有濒死的感觉。同时还有头晕、出汗、全身发抖或全身无力等。发作之时痛苦异常，就是在发作间期，患者也惧怕再度发作而痛苦担心……她问：怎么跟她的病状一模一样？我告她，我的书不是照你的病情所写，而是你的病撞到了我的枪口上了，你老爸就是专看这一类病的。她又问那么这个病是不是容易好，我说：属轻浅疾病，对你老爸来说不过是上海人讲的"小菜一碟"。她听了以后像吃了定心丸，病情逐渐康复，不到两个月就能自己驱车上班了，但还维持少量药物。

以后在门诊看到焦虑抑郁症患者，我常将女儿的故事告诉他们。用这次隔洋诊治的经验来化解他们的许多疑虑。一些患者开始时没有信心，一些患者对这么点药物能否治好他（她）们这么重的病症不太相信。有的中年女性，我甚至对他们说：我把对女儿的治疗全部给你们用上，把你当女儿看待，一下子拉近了医患间的距离。患者也像吃了定心丸，增强了对我的信任和治疗的信心，短期内病情都有明显的进步。我更体会，对任何患者，药物治疗固然重要。但我们的治疗对象是人，是有思想、有情感的患者。因而患者对医者的信任，医生对患者的亲切关爱又至关重要。这是任何具体心理疏导，药物应用发挥作用的前提。

与抑郁症相比，对焦虑症的宣传太少了。在临床上，抑郁与焦虑这两种情绪障碍又常相伴出现。研究发现，重性抑郁症患者，有很多焦虑症状，焦虑障碍患者也多有抑郁症状。应激反应时，常是焦虑与抑郁相继出现。据上海调查，疾病心理反应中，首位是焦虑，其次才是抑郁。焦虑症和抑郁症还有许多共有的症状，如睡眠障碍、食欲改变、性欲下降、注意力涣散、易激惹、疲乏无力、心肺及胃肠躯体障碍等。使得焦虑症和抑郁症有时难解难分，当然，在焦虑与抑郁二者共病的情况下，仔细分析，还是可以别其轻重，而选取适应对策的。更值得庆幸的是目前抗焦虑抑郁一类药物发展很快，好药很多。曾有被称作五朵金花的氟西汀、帕罗西汀等，近年又有中枢受体作用更广的新五朵金花如安非他酮、文拉法辛等新品种，使医生在治疗上得心应手。

我们要像驱赶阴霾那样防止抑郁笼罩，也要像防火成灾那样防止心灼火燎的焦虑之苦，可别忽视了焦虑症。

对于焦虑症的病因和发病机制，有过大量研究，积累了一些资料，但尚无结论性意见，现今情况焦虑症的病因未明。焦虑症已是最习用的诊断术语。据美国资料报道，人群中焦虑症的终身患病率为5%，其中惊恐障碍的终身患病率为1.5%~3.5%。在我国，患病率为0.02%~0.7%。女性较男性为多见。其病程可长可短，但总的预后较好。一份多社区研究资料则表明：人群中精神障碍的终身发病率，精神分裂症是1.5%，而焦虑障碍是14.6%。焦虑障碍与精神科第一大病之比约为15：1，足见焦虑症是当今最常见的心理疾病。

三、前景展望

以往的研究为焦虑症的诊断奠定了基础，但作为一个疾病单元，尚需有病因的突破、疾病本质的研究。对家属的调查发现，焦虑症的血缘亲属中，同病率为15%，远高于正常居民。双生子的调查，单卵双生子的同病率为50%，而双卵双生子为2.5%，强力支持遗传因素。随着遗传学的进步，这方面的领域还会开拓，遗传在焦虑症发展中所起作用，当会再有突破。但有学者综合各方面资料，提出一种可能的理论模式：对于焦虑症，遗传素质是其重要的心理和生理基础，其中包括易于产生焦虑的情绪反应，警觉性高，交感神经功能相对亢进等生理特点，以及条件反射类型的特殊性，即他们不像一般人那样随着相同条件刺激的重复呈现反应渐减，而是一直维持相当高的反应水平且易泛化。一旦产生较强的焦虑反应，通过环境的强化或自我强化，如对焦虑的躯体表现自我觉察，固定化或持久化，这样便形成了焦虑症。

以往已注意到焦虑性格，即易焦虑、易激惹，具不安全感，自信心不足者，易患焦虑症，此种人常在急性或慢性精神因素或大脑活动长期持续紧张状态下发病。有人认为，与其说焦虑症是遗传的，还不如说它的易感素质和遗传有关。对此"素质遗传说"也有探索的必要。对焦虑症的神经化学研究和抗焦虑药物对中枢神经递质的相互影响的研究，开拓了焦虑症的发生和脑生物学因素有关的探索。如杏仁核和下丘脑等"情感中枢"与焦虑症间关系、苯二氮䓬类抗焦虑症药物的作用、边缘系统和新皮质中苯二氮䓬一类受体的发现，更激起人们对焦虑症"中枢说"的兴趣。神经生理的研究也揭示：体内外各种不利因素引起神经系统过度紧张时，大脑皮质内抑制弱化，可引致皮质下兴奋增强，皮质下的杏仁核、下丘脑、边缘系统、海马等区域受其影响，而产生焦虑症状及一系列自主神经功能紊乱。患者常有交感神经活动增强，或副交感神经功能亢进的表现。网状结构功能受到影响时，可产生紧张及恐惧。

上述研究能阐明焦虑症的若干临床表现，进一步探索将会发现一些本质性的联系，从而使焦虑症的发病机制得以阐明。当今，抗焦虑药物的研究已取得了长足进步。选择性5-羟色氨再摄取抑制剂等一类新型结构药物的合成，已使焦虑症的治疗大为改观。今后的前景更是十分广阔，预计在21世纪，焦虑症的病因和治疗当有重大突破。

上海市精神卫生中心主任医师、教授

徐声汉